AF452931

L'ÉLECTROLYSE

APPLICATIONS INDUSTRIELLES ET MÉDICALES

L'ÉLECTROLYSE

APPLICATIONS INDUSTRIELLES ET MÉDICALES

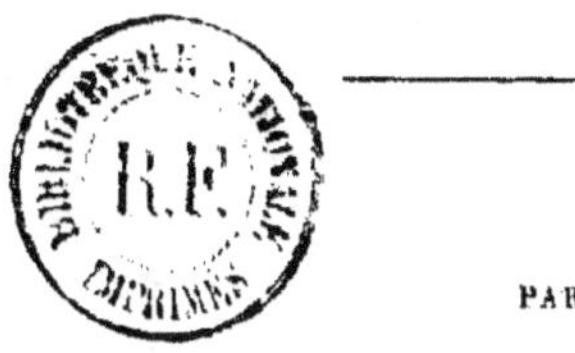

PAR

Le Docteur A. BOREL

Préparateur des travaux pratiques de physique à la Faculté de médecine
de Paris.

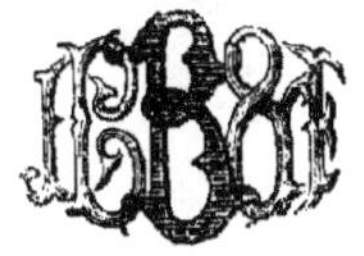

PARIS

LIBRAIRIE J.-B. BAILLIÈRE ET FILS

19, rue Hautefeuille, près le boulevard Saint-Germain

1886

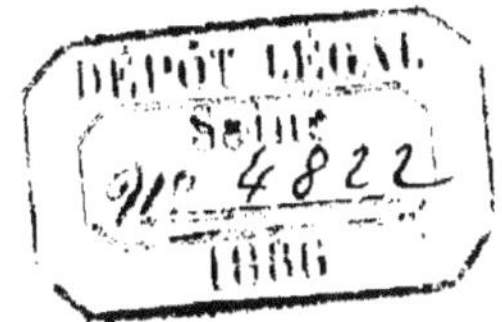

INTRODUCTION.

Avant d'entrer dans notre sujet, nous croyons utile d'exposer ici la manière dont nous avons cru devoir le comprendre et les raisons qui nous ont fait adopter la méthode que nous avons suivie. L'électrolyse qui, il y a peu d'années encore, était une branche de la physique purement expérimentale, a été dans ces dernières années l'objet de travaux nombreux tant en France qu'à l'étranger. Certains physiciens se sont attachés à élucider par l'expérience des faits encore obscurs ; d'autres, parmi lesquels nous citerons au premier rang Helmholtz, se sont plus préoccupés de l'étude théorique, et sans être arrivés à éclairer complètement la question, sont cependant entrés dans une voie dont il est fort probable que sortira la vérité. Fallait-il de préférence nous attacher à l'une ou à l'autre de ces deux manières de traiter le sujet, fallait-il, nous basant sur des considérations de thermodynamique, chercher à exposer l'électrolyse comme une science rationnelle et y rattacher les faits comme des conséquences logiques? Nous ne le croyons pas. Il serait peut-être prématuré d'opérer ainsi et cette méthode ne pourrait convenir dans un milieu tel que celui de la Faculté de médecine. Le

but que nous devons poursuivre ici est de réunir en un
corps de doctrines tous les faits qui peuvent intéresser
particulièrement le médecin, et tous nos efforts doivent
tendre à le mettre à même, après avoir lu cette thèse,
de se rendre un compte exact de l'usage de l'électrolyse
en médecine, en lui indiquant aussi les grandes lignes
des applications industrielles qui ont pris aujourd'hui
une si grande extension qu'on ne saurait les passer
complètement sous silence. Les expériences de laboratoire et les lois qui en découlent, sans lesquelles on ne
peut vraiment bien comprendre les applications, de-
vaient donc tenir le premier rang, mais cela ne pouvait
suffire ; celui qui s'intéressera à ces phénomènes d'électrolyse ne se contentera pas des faits, il voudra en
comprendre autant que possible la raison et l'enchaî-
nement ; aussi avons-nous consacré un chapitre aussi
court que possible à des considérations théoriques, et
nous l'avons même fait précéder celui où nous expo-
sons l'état actuel de la science expérimentale et des lois,
car sa connaissance nous permettra de donner l'explication des faits au fur et à mesure de leur exposition ;
nous pourrons ainsi mettre beaucoup plus de suite dans
les idées. Partant de là, nous avons commencé par donner une définition de ce qu'il faut entendre par électrolyse et par tracer un historique général de la question.
Nous plaçant ensuite dans l'état actuel de la science,
nous avons consacré un chapitre aux théories émises
sur la nature des phénomènes et aux relations qu'il
avait avec le principe de la conservation de l'énergie
qui domine toute la physique moderne ; ensuite nous
avons abordé le chapitre des expériences de laboratoire,
des faits et des lois qu'il est indispensable de connaître

si l'on veut s'occuper d'une façon sérieuse d'électrolyse, et nous avons terminé par deux chapitres l'un
d'applications industrielles ; l'autre, plus important,
d'applications médicales, faisant précéder chacun d'eux
d'un historique spécial qu'il eût été difficile de faire
entrer dans l'historique général.

L'ÉLECTROLYSE

Si l'on comprend le mot électrolyse (électricité, λυσις, décomposition) sous son acception la plus générale, cette partie comprend l'étude de la presque totalité des phénomènes électrochimiques. En prenant l'expression à la lettre, il nous faudrait parler des phénomènes de décomposition produits par l'étincelle électrique et les effluves, aussi bien que des phénomènes chimiques qui se passent dans les piles et des actions qui se produisent quand le courant électrique agit sur les corps. Ce n'est pas ainsi, croyons-nous, que doit être comprise à la Faculté de médecine une thèse sur ce sujet. Les actions chimiques produites par l'étincelle électrique ou les effluves n'ont jusqu'ici reçu aucune application médicale ni même industrielle, elles se bornent d'ailleurs à un petit nombre de faits, tels que la décomposition de l'ammoniaque, de l'acide sulfhydrique, de l'acide carbonique, de l'oxyde de carbone, etc. Les phénomènes qui se passent dans les piles donneraient à eux seuls matière à un travail considérable, et il n'est pas de première nécessité pour le médecin de connaître à fond cette théorie difficile. Nous croyons qu'il sera plus utile de consacrer le peu de temps dont nous disposons à faire une étude sérieuse de l'action des courants sur les corps ; nous nous bornerons donc à cette partie, en écartant les actions qui se passent à l'intérieur de la pile, sauf à y revenir d'une façon accessoire quand l'utilité s'en fera sentir. Pour simplifier le langage nous appellerons voltamètre tout vase dans lequel on opère une électrolyse, quelle que soit la nature de l'électrolyte et ne restreindrons pas ce terme au cas de la décomposition de l'eau, comme on le fait fréquemment.

HISTORIQUE.

La première décomposition chimique produite par l'électricité fut opérée en 1789 par les Hollandais Deiman, Paets et van Troostwyck, à l'aide de l'étincelle électrique. A peine la découverte de la pile de Volta avait eu lieu que Carlisle et Nickolson en Angleterre, Ritter en Allemagne, s'en servent pour décomposer par le courant l'eau acidulée (1800). Carlisle et Nickolson s'étaient d'abord servi de fils de cuivre et n'avaient pu ainsi obtenir que l'hydrogène, le cuivre positif noircissait sous l'influence de l'oxydation, mais remplaçant le cuivre par le platine, ils virent le dégagement gazeux aux deux pôles. Ils observèrent aussi que la décomposition n'a pas seulement lieu entre les deux pôles de la pile, mais aussi entre deux éléments consécutifs quelconques.

Cruiskhanks alla plus loin ; plaçant les deux pôles de la pile, qui étaient des fils d'argent, dans deux vases contenant de l'eau acidulée, il plongea les extrémités d'un troisième fil d'argent dans les deux vases et vit l'hydrogène se dégager du pôle négatif et le pôle positif noircir, le fil d'argent intermédiaire noircissait dans le vase le plus voisin du pôle négatif et l'hydrogène se dégageait dans l'autre. Il opéra ensuite avec des fils d'argent plongés dans une solution de nitrate d'argent et avec des fils de cuivre dans une solution d'un sel de cuivre ; dans les deux cas il constata la

production de filaments métalliques au pôle négatif.
Un fait qui intriguait fort les physiciens était l'absence
de toute décomposition entre les fils qui plongeaient
dans le liquide, tandis que les éléments ne se dégageaient que sur les fils. En 1805, Grotthus chercha à en
donner une explication, dont nous retrouverons la des-
cription au chapitre suivant. Toutes ces questions
étaient encore fort embrouillées lorsqu'en 1807 sir
Humphry Davy donna le résultat de ses recherches et
opéra la décomposition de la potasse et de la soude.
Ses expériences sont trop connus pour qu'il faille y insister, mais ce qui l'est moins, c'est la suite des travaux qu'il exécuta pour arriver à ce résultat. Beaucoup
de savants croyaient encore, à cette époque, que l'action du courant était capable de créer des corps nouveaux. Davy reprit les expériences sur l'eau et sur un
certain nombre d'autres corps et montra qu'il n'y avait
que des décompositions et que les éléments qui se dégageaient aux électrodes n'étaient autres que ceux qui
entraient dans la composition du corps soumis à l'action du courant. Ce n'est qu'après des travaux longs et
pénibles et par des déductions d'une logique admirable
qu'il fut amené à la découverte des métaux alcalins, puis
à celle des métaux alcalino-terreux. Bien des savants
apportèrent des faits nouveaux, Gay-Lussac et Thénard
firent voir que la quantité de substance décomposée croît
avec la conductibilité du liquide ; Hizinger et Berzélius
reconnurent que ce ne sont que les liquides en contact avec les fils conducteurs, qui influent sur les produits de la décomposition et que les liquides intermé-
diaires et des diaphragmes poreux n'ont aucune action
sur eux. Mais il faut aller jusqu'à Faraday pour trouver
un réel progrès. En 1834, Faraday énonça les lois qui

régissent l'électrolyse au point de vue des quantités de liquide décomposées : jusqu'à lui on avait simplement reconnu que c'est toujours l'hydrogène et les métaux qui se dégagent au pôle négatif, c'est à peu près tout ce que l'on savait. Il énonça quatre lois qui régissent ces actions ; nous les retrouverons au chapitre III, car leur importance exige certains développements que nous ne pourrions donner ici. Il donna aussi des noms aux divers éléments ; l'opération fut nommée électrolyse, le liquide soumis au courant électrolyte. Le fil positif fut désigné sous le nom d'anode, le fil négatif sous le nom de cathode ; les produits qui s'y dégagent furent des ions et particulièrement anions et cations. De tous ces termes les deux premiers seuls ont été conservés, il est rare qu'on se serve des autres, et l'on appelle plus généralement l'anode et la cathode les électrodes positive et négative ; les produits de la décomposition sont désignés par leur nom chimique ; il était cependant bon de connaître les noms donnés par Faraday, car quelques auteurs s'en servent encore, surtout en Angleterre. Il faut aussi rappeler que les éléments qui se dégagent à l'électrode positive étant, d'après les idées théoriques de Grotthus, supposés chargés d'électricité négative, furent appelés corps électro-négatifs, ceux qui se dégagent à l'électrode négative électro-positifs. Depuis Faraday un grand nombre de physiciens, parmi lesquels nous citerons Becquerel, Jacobi, Spencer, Nobili, Poggendorff, Bunsen, Daniell, Henrici, etc., se sont occupés de questions d'électrolyse et aujourd'hui encore il se passe peu de temps sans qu'un fait expérimental ou une considération théorique plus fondée que celles émises jusqu'ici ne vienne jeter un jour nouveau sur la question. Leur étude rentre plutôt dans les chapitres suivants, c'est là que nous la retrouverons ; nous ferons d'ailleurs, ainsi que nous l'avons dit, un historique spécial pour chacune des grandes applications qui exigent d'être traitées à part.

CHAPITRE PREMIER

Comme nous l'avons dit précédemment, nous allons indiquer brièvement les idées théoriques qui ont été émises sur l'électrolyse. Ce chapitre n'a pour but que de permettre au lecteur de se rendre compte des diverses opinions qui ont été proposées pour en expliquer la nature, et a donner des idées générales sur le principe de la conservation de l'énergie dans ces phénomènes.

En 1805, Grotthus, s'appuyant sur une idée de Davy, chercha à donner une explication des phénomènes d'électrolyse et en indiqua une théorie connue sous le nom d'hypothèse de Grotthus. Il admettait que les molécules de l'électrolyte étaient composées d'atomes chargés les uns positivement, les autres négativement : lorsqu'aucun courant ne passe, ces molécules sont orientées d'une façon quelconque dans le liquide entre les électrodes A et B, ainsi que le représente la figure 1 ; mais si l'on met l'électrode A en communication avec le pôle positif d'une pile et l'électrode B avec le pôle négatif, les molécules commenceront par s'orienter dans le champ électrique de façon que les atomes chargés positivement et figurés en noir soient tournés vers l'électrode B et les atomes chargés négativement vers l'électrode A. Cela fait, chaque molécule se scindera en atomes positifs et atomes négatifs, et dans la chaîne chaque atome ou groupe d'atomes positif tendant

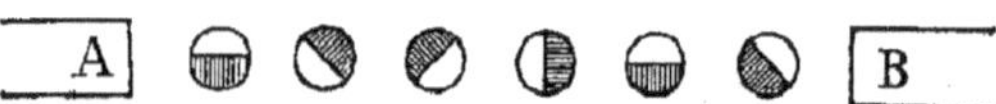

à se diriger vers B ira se combiner avec le groupe d'atomes négatif de la molécule suivante qui tendra au contraire à aller vers A. Aux extrêmités de la chaîne

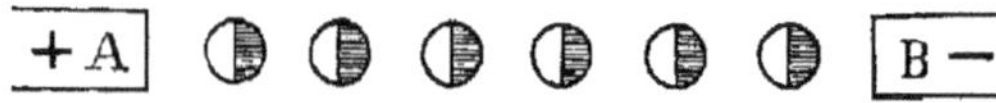

cependant, il y aura du côté de A un atome négatif isolé qui se dégagera ; de même on aura en B un atome positif libre ; ensuite les molécules qui restent

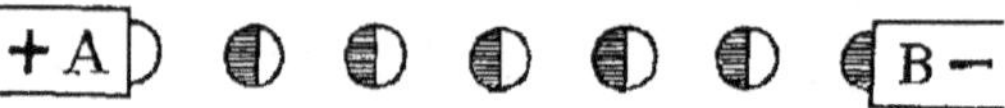

s'orienteront de nouveau et le phénomène recommencera. Cette explication est fort simple à comprendre, elle est d'ailleurs si connue qu'il n'est pas besoin d'y insister grandement ; longtemps elle parut satisfaisante, mais en 1857, Clausius fit remarquer qu'elle ne s'accordait pas avec les hypothèses sur la constitution des liquides auxquelles l'avaient amené ses études sur la théorie mécanique de la chaleur ; il ajoutait que dans le cas où elle serait exacte, la décomposition ne commencerait à se faire qu'à partir d'une certaine valeur de l'intensité du courant, puisque les atomes étant unis avec une certaine force, il faudrait que la force de séparation atteigne une valeur au moins égale : pour un courant très faible on n'observerait donc aucune décomposition, les files de molécules se polariseraient simplement et le courant croissant, il arriverait un moment où la décomposition commencerait brusquement avec assez d'énergie.

Cela est contraire à l'expérience; quelque faible que soit le courant qui passe dans un électrolyte, il y a décomposition; mais il ne faudrait pas cependant attacher une trop grande importance à cette objection, car il suffit de supposer la force qui unit les atomes assez faible pour la faire tomber. Quoiqu'il en soit, voici l'explication que donne Clausius : il a été amené à penser que les molécules des liquides étaient sans cesse en mouvement et décrivaient dans le liquide les trajectoires les plus variées en rebondissant les unes sur les autres, de plus il admet qu'un atome quelconque ne fait pas indéfiniment partie de la même molécule, mais que par une suite de décompositions et de recompositions les molécules échangent sans cesse leurs atomes qui, par suite, sont tantôt libres, tantôt combinés à d'autres atomes, décrivant ainsi des trajectoires dans le liquide en se précipitant vers des atomes d'espèce différente qu'ils abandonnent aussitôt après. Si sur ce liquide nous faisons agir un courant, le champ électrique ainsi obtenu va agir sur les atomes dans leur mouvement et tendre à les amener vers les électrodes, les atomes négatifs vers l'électrode positive, les atomes positifs vers l'électrode négative. Telle est l'interprétation de Clausius.

Récemment on a cru pouvoir donner en faveur de l'hypothèse de Grotthus l'expérience suivante : si, pendant que l'on décompose l'acide sulfurique étendu d'eau on vient à plonger une lame de platine entre les deux électrodes, on voit sur sa face tournée du côté de l'électrode négative un dégagement gazeux que l'on reconnaît être de l'oxygène, sur l'autre un dégagement d'hydrogène. Ce fait ne nous paraît pas concluant, car il est évident que si l'on divisait le voltamètre en deux par une paroi en platine située entre les deux électrodes, le phénomène se produirait, car on aurait pour ainsi dire deux voltamètres en série. Que maintenant le liquide passe sur les côtés de la lame de platine, il n'y a rien d'extraordinaire à ce que le dégagament gazeux sur cette lame continue à se produire. Quelle que soit la manière dont se passe le phénomène, que l'on adopte l'interprétation de Grotthus ou celle de Clausius, une nouvelle question se pose : Pourquoi le courant électrique agit-t-il sur les atomes des molécules ?

La solution de cette question est encore plus embarrassante que celle du problème précédent.

Clerk Maxwell, se basant sur les phénomènes de force électro-motrice de contact, suppose que deux groupes d'atomes se trouvant combinés, leur contact donne lieu à une force électro-motrice analogue, l'un des groupes étant chargé positivement, l'autre chargé négativement, par l'effet même de cette combinaison ; le groupe négatif sera attiré par l'électrode positive, le groupe positif par l'électrode négative.

Cette explication n'en est pas une en réalité, car les faits sur lesquels Clerk Maxwell se base sont encore si obscurs qu'il vaut autant se dire simplement que les deux groupes d'atomes sont chargés positivement et négativement, sans se demander par quel moyen ils le sont.

Edlund est allé plus loin, dans un mémoire présenté

le 12 novembre 1873 à l'Académie royale des sciences de Stockolm. D'après lui, le fluide électrique ne serait autre que l'éther ; il cherche à expliquer en partant de là les divers phénomènes électriques, et dans le cas particulier qui nous occupe, tout revient à faire voir pourquoi deux groupes d'atomes au contact se chargent l'un positivement, l'autre négativement. Prenons par exemple, pour mieux faire comprendre l'hypothèse d'Edlund, l'atome de Cl et l'atome de K, qui forment une molécule de KCl. A l'état libre, K et Cl ne sont électrisés ni positivement ni négativement; ils sont alors, d'après le physicien suédois, entourés d'une athmosphère d'éther, c'est-à dire d'électricité de quantité convenable pour être au même potenticl que la terre, la densité de cette atmosphère ne sera d'ailleurs pas la même pour les deux atomes. S'ils viennent à se combiner, c'est-à-dire à se mettre en contact intime, l'atmosphère d'éther se répandra autour de l'ensemble des deux corps, une certaine quantité d'éther passera de Cl à K par exemple, et l'un des deux atomes possédera une atmosphère d'éther moins dense qu'à l'état normal, l'autre une atmosphère plus dense et par suite l'un sera électrisé positivement l'autre négativement.

Cet exposé rapide suffira, nous l'espérons, à rendre compte des hypothèses que l'on a faites pour expliquer des phénomènes d'électrolyse, nous n'y insisterons pas plus longtemps et passerons à une partie dont la base est plus sérieuse.

Le principe qui domine toute la physique moderne et qui répond à l'indestructibilité de la matière en chimie est le principe de la conservation de l'énergie. Dans l'état actuel de la science, il est admis que chaque fois qu'un phénomène physique se produit, il ne doit pas contrevenir à cette loi, l'énergie se transforme, mais elle ne se crée ni ne se détruit. Cette idée est trop entrée dans la science aujourd'hui pour qu'il soit nécessaire d'y insister et d'en citer des exemples, mais nous devons faire voir ce qu'elle devient dans le cas de l'électrolyse.

Lorsque nous faisons passer un courant électrique dans un électrolyte, les atomes composant une molécule sont écartés les uns des autres en sens inverse ; il faut dépenser une certaine énergie pour accomplir ce travail et la preuve, c'est que lorsque les produits de la décomposition se recombinent, ils le font avec dégagement de chaleur, c'est-à-dire qu'ils rendent l'énergie qu'on a employée à les séparer. Voyons d'où provenait cette énergie.

Prenons un élément de pile de Volta, et supposons qu'il ne se produise pas d'actions secondaires, c'est-à-dire que l'on ait employé pour le construire du zinc parfaitement pur ; réunissons les pôles de la pile par un circuit de résistance nulle, le zinc se disoudra dans l'acide sulfurique en dégageant de la chaleur (18.800 calories par gramme) et il se formera du sulfate de zinc. Toute la chaleur se dégagera dans la pile. Supposons maintenant que nous réunissions les deux pôles par un fil conducteur ayant une certaine résistance, nous savons que ce fil s'échauffera et d'après la loi de Joule nous savons aussi que la quantité de chaleur dégagée dans ce fil sera exprimée dans l'unité de temps par

$$Q = AI^2R$$

c'est-à-dire qu'elle sera proportionnelle à la résistance

du conducteur et au carré de l'intensité du courant qui le traverse. Cette chaleur n'est pas créée de rien : ainsi que l'ont fait voir les expériences de Favre et Silbermann, pour une quantité de zinc déterminée dissoute dans la pile, la chaleur dégagée est constante, seulement elle peut se répartir différemment : si le circuit extérieur a une résistance nulle, toute la chaleur se dégage dans la pile; s'il a une certaine résistance, la chaleur dégagée dans la pile est moins considérable et il s'en dégage dans le circuit extérieur une partie d'autant plus grande que ce circuit est plus résistant. Nous supposons dans tout ce que nous venons de dire et dans ce qui suivra que le courant n'agit ni sur des aimants ni sur d'autres courants placés dans le voisinage, et que d'une façon générale il n'y a aucune espèce d'action autre que celle dont nous parlons.

Passons enfin au cas où le courant traverse un électrolyte qu'il décompose : nous avons dit que cette décomposition donne lieu à une absorption de chaleur. Le principe de la conservation de l'énergie fait prévoir et l'expérience prouve que cette chaleur absorbée doit être retranchée de la chaleur dégagée dans la pile. Supposons, pour citer un exemple, que pour un poids donné de zinc dissous il y ait 100 calories dégagés par l'action chimique de la pile fermée sur elle-même; si pendant la dissolution du même poids de zinc on fait opérer au courant une décomposition électrolytique exigeant 40 calories par exemple, on ne retrouvera sous forme de chaleur que 60 calories dans la pile et le circuit.

Nous avons pris un élément de Volta pour fixer les idées, mais il est bien évident que les phénomènes qui nous occupent ne dépendent que de la quantité de chaleur que la réaction chimique de la pile dégage. Ce que nous venons de dire s'applique à une pile quelconque, et il n'y aura jamais lieu qu'à tenir compte de la quantité de chaleur que peut fournir la pile fermée sur elle même.

Il n'est pas moins évident que pour qu'une pile donnée puisse produire une électrolyse, il faut que la quantité de chaleur que cette pile fermée sur elle même est capable de dégager soit supérieure à la quantité de chaleur absorbée par la décomposition de l'électrolyte dans le même temps. Nous verrons par exemple qu'un élément Daniell ne peut décomposer l'eau.

Nous avons raisonné avec un seul élément et un seul électrolyte, mais on voit immédiatement que dans le cas d'un courant fourni par une pile quelconque et traversant des électrolytes quelconques, les raisonnements précédents s'appliqueront encore. La quantité de chaleur manifestée sera égale à la quantité de chaleur que dégagerait la pile fermée sur elle-même, moins la quantité de chaleur absorbée dans les électrolytes.

Voyons maintenant d'un peu plus près ce qui se passe dans l'électrolyte.

Nous savons que si I est l'intensité du courant qui y passe et E la différence de potentiel entre les deux électrodes, la quantité de chaleur absorbée dans l'unité de temps est $Q = AEI$. Il en résulte qu'à un courant donné et à une certaine quantité de chaleur absorbée par l'électrolyse correspond une certaine différence de potentiel entre les électrodes proportionnelle à Q, on dit qu'il y a une chute de potentiel en ce point. La chaleur absorbée n'est pas tout entière utilisée à la décomposition chimique proprement dite, une certaine quantité est utilisée par les changements physiques des produits de l'électrolyse ; ainsi si ces produits sont gazeux et se dégagent sous la pression p par exemple, il faudra un certain travail pour vaincre cette pression p et ce travail correspondra à une absorption de chaleur. Il est facile de calculer que pour un volume v de gaz dégagé le travail correspondant est donné par $T = vp$ (1). A première vue on est tenté de croire que en augmentant la pression on augmente le travail nécessaire à l'électrolyse, par suite qu'on augmente aussi la quantité de chaleur absorbée, et la différence de potentiel aux électrodes.

Si cela était, en décomposant l'eau par exemple en vase clos on pourrait augmenter dans de grandes proportions la force électromotrice nécessaire à la décomposition et par suite on pourrait arrêter une électrolyse qui se produisait sous la pression atmosphérique. Mais il faut remarquer que d'après la loi de Mariotte vp est constant pour les gaz comme l'hydrogène ou l'oxygène, ou qu'en tout cas il ne varie pas assez dans les limites où l'on peut opérer pour arriver au résultat dont nous avons parlé. Si les produits de l'électrolyse sont liquides ou solides le travail extérieur à vaincre est vp, v étant la différence de volume des éléments combinés et libres ; ici ce travail croit avec p, car ces corps ne se compriment pas facilement, seulement comme v est généralement très petit ce terme a peu d'importance.

(1) En réalité v devrait représenter l'augmentation de volume, c'est-à-dire la différence de volume entre l'eau et ses éléments séparés, seulement l'erreur que l'on commet en prenant pour v le volume des gaz est très faible.

Une autre cause d'absorption de chaleur que nous signalons est celle qui est due au transport des produits de l'électrolyse. On conçoit alors que si les atomes sont transportés d'un niveau inférieur à un niveau supérieure, il en résultera la consommation d'une certaine quantité d'énergie et par suite absorption de chaleur, si au contraire ils descendent d'un plan supérieure à un plan inférieur, cette chute produit une certaine quantité de chaleur.

Nous avons exposé cette question de conservation de l'énergie sous la forme qui nous a paru la plus simple, afin de bien en faire saisir les grandes lignes. En résumé, d'après ce que nous avons dit, on a une certaine quantité de chaleur fournie par la réaction chimique de la pile. Cette chaleur est employée a échauffer des conducteurs et à décomposer les électrolytes par lesquels passe le courant, ainsi que nous l'avons indiqué plus haut.

Mais le phénomène n'est pas aussi simple et nous n'insisterons pas longtemps sur ce qui se passe en réalité, car il faudrait entrer dans des détails qui pourraient paraître trop arides et cela d'autant plus que la question est encore loin d'être élucidée complètement. Nous avons dit que la quantité de chaleur dégagée dans le circuit extérieur croît avec la résistance de ce circuit, et on pourrait croire qu'en augmentant suffisamment cette résistance il finirait par ne plus se dégager dans la pile qu'une quantité de chaleur aussi petite qu'on le voudrait; il n'en est cependant rien : il n'y a dans un grand nombre de cas qu'une partie de la chaleur produite par l'action chimique qui correspond à la production du courant, et par suite c'est celle-là seule qui pourra être employée à échauffer des conducteurs et à produire des électrolyses ; l'autre restera toujours dans la pile, ce que l'on exprime en disant que la chaleur chimique est supérieure à la chaleur voltaïque. Favre et Silbermann s'étaient déjà apperçus de ce fait qui, après eux, a été vérifié par Raoult et par Edlund. Hirn avait cherché à en donner une explication théorique, mais elle est évidemment fautive, car il en résultait que dans tous les cas la chaleur chimique devait être supérieure à la chaleur voltaïque, or Braun a cité deux modèles de piles dans lesquelles c'est l'inverse qui a lieu. Helmohdz (1) a repris la question dans ces dernières années et semble être sur la voie de la vérité, seulement les considérations d'après lesquelles il se guide sont d'un ordre d'idées trop élevé pour être rapportées ici.

Dans tout ce qui suivra, sans nous inquiéter de ce qui se passe au juste dans le générateur d'électricité, piles, machines, piles thermo-électriques, etc., nous supposerons avoir à notre disposition un courant d'une certaine intensité, pouvant nous fournir une certaine énergie et nous étudierons l'effet de ces courants sur les électrolytes et la perte de chaleur qui en résulte.

(1) Comptes rendus des séances de l'Acad. des sciences de Berli 1882, p. 2 et 825, 1883, p. 647.

CHAPITRE II.

Jusqu'ici nous avons dit simplement que certains corps dits électrolytes étaient décomposés par l'action du courant et que les produits de la décomposition se dégageaient aux électrodes; étudions maintenant la question plus à fond.

Tout d'abord quelles sont les conditions pour qu'un corps puisse être décomposé par le courant électrique? L'expérience prouve qu'il est nécessaire qu'il soit à l'état liquide, chaque fois que l'on agit sur un solide, on ne voit aucun effet se produire, alors que le même corps mis en solution dans l'eau ou fondu est fort souvent décomposé. Quand Davy décomposa la potasse et en tira le potassium il agissait sur un fragment solide; aussi ne voyait-il aucune électrolyse se produire, et ce n'est que lorsque le morceau de potasse avait absorbé l'humidité de l'air, que l'action commençait; or, alors on avait un liquide imbibant la potasse.

ll ne suffit pas que cette condition soit réalisée; un certain nombre de corps quoique liquides sont réfractaires à toute électrolyse; ainsi tout semble prouver que l'eau pure est dans ce cas; on attribuait cela à son défaut de conductibilité, mais cette explication ne suffit pas, car des alliages fondus quoique conduisant bien 'électricité ne sont pas décomposés par le courant

Dans ce qui suit, quand nous parlerons d'électrolyte, nous entendrons par là un acide, un sel ou une base fondus ou en solution, nous nous occuperons spécialement à la fin de ce chapitre de l'électrolyse des matières organiques.

Nous avons vu que, lorsque nous soumettons l'eau acidulée à l'action d'un courant à l'aide d'électrodes en platine, il y avait au pôle négatif dégagement d'hydrogène et au pôle positif dégagement d'oxygène et que ces deux corps se trouvent dans les proportions où ils se combinent pour donner l'eau, on dit que l'eau a été décomposée ; nous verrons plus loin qu'en réalité c'est H_2SO_4 qui est décomposé. En électrolysant une solution de sulfate de cuivre nous aurions au pôle négatif un dépôt de cuivre métallique et un réactif approprié nous permettrait de déceler la présence autour du pôle positif d'acide sulfurique libre ; de même pour l'électrolyse de l'azotate d'argent nous aurions au pôle négatif un dépôt d'argent, au pôle positif de l'acide azotique. La première question qui se pose est de savoir si l'on peut, étant donnée une solution d'un sel, d'un acide ou d'une base prévoir, *à priori*, quels sont les éléments qui se rendront à chaque électrode ; la règle générale est des plus simple : *Chaque fois qu'on a affaire à une solution d'un sel, d'un acide ou d'une base, le métal ou l'hydrogène qui en joue le rôle est mis en liberté au pôle négatif, les autres éléments vont au pôle positif.*

Ce fait résulte d'expériences nombreuses, il est la base de toutes les applications de l'électrolyse et a, en particulier, été souvent employé par les chimistes pour isoler les corps qui ne se séparaient pas de leurs combinaisons sous l'action des réactifs ordinaires ; nous ne ferons que rappeler la découverte des métaux alcalins et alcalino-terreux par Davy, la préparation du lithium, du baryum, du calcium, par la décomposition de leurs chlorures fondus. Récemment M. Moissan en électrolysant de l'acide fluorhydrique anhydre dans un vase en platine et opérant à très basse température croit être arrivé à isoler le fluor, nous ne décrirons pas ces expériences, car elles ne sont pas encore terminées.

Il faut remarquer qu'un corps simple n'est pas électropositif ou électronégatif d'une façon absolue, il peut être, l'un ou l'autre, selon la combinaison dans laquelle il se trouve ; ainsi l'iode est électronégatif dans l'iodure de potassium et électropositif dans le chlorure d'iode.

Nous n'insisterons pas ici sur les dépôts qui se forment aux électrodes, on peut facilement vérifier la règle que nous avons donnée plus haut pour l'électrolyse d'un sel quelconque, par exemple le sulfate de cuivre, il nous faut seulement expliquer certaines anomalies apparentes. Considérons l'électrolyse classique d'une solution de sulfate de soude colorée par le sirop de violette au moyen d'électrodes en platine, nous voyons le réactif coloré verdir au pôle négatif, rougir au pôle positif ; il semble que le sel ait été décomposé en acide sulfurique et en soude, il n'en est cependant rien, car si au lieu d'employer au pôle négatif une électrode en platine nous y plaçons du mercure, le sirop de violette ne verdira plus et après un certain temps le mercure contiendra de l'amalgame de sodium. L'explication du fait précédent est alors très simple, Na^2SO^4 a été décomposé en Na^2 et en SO^4, Na^2 s'est rendu au pôle négatif et se trouvant là en présence de l'eau a réagi sur cette eau pour donner de la soude et de l'hydrogène. Nous pouvons en effet voir cette hydrogène se dégager sur le platine ; d'un autre côté, SO^4 s'est rendu au pôle positif et en présence de l'eau a reconstitué l'acide sulfurique H^2SO^4 avec dégagement d'oxygène. Dans le cas où Na^2SO^4 serait décomposé en Na^2O et O^3, il faudrait pour expliquer le dégagement gazeux supposer une décomposition simultanée de l'eau, ce qui n'est pas admissible comme nous le verrons plus loin. D'ailleurs l'expérience que nous venons de signaler contredit cette interprétation ; car on ne peut attribuer au remplacement de l'électrode en platine par une électrode en mercure un pareil changement dans le mode d'action du courant.

Disons maintenant quelques mots de la soi-disant électrolyse de l'eau. On constate que l'eau pure n'est nullement décomposée par un courant quelque intense qu'il soit, et chaque fois que l'on voit apparaître des bulles l'analyse fait voir que l'eau n'était pas chimiquement pure, si bien qu'on peut même se servir de ce moyen pour déceler dans l'eau distillée des traces de matières étrangères. Cette eau pure a une résistance énorme et l'acide sulfurique qu'on lui ajoute n'avait pour but dans l'esprit des physiciens que de la rendre conductrice ; mais dès lors ce n'est plus l'eau qui est soumise à l'électrolyse, c'est une solution de sulfate d'hydrogène comme le serait du sulfate de cuivre ou de tout autre métal.

Cette interprétation est bien plus simple que l'ancienne et concorde beaucoup mieux avec les autres électrolyses. Dans une solution de sulfate de cuivre, c'est ce sulfate qui est décomposé sans que l'eau ne le soit, pourquoi veut-on que dans une solution de sulfate d'hydrogène ce soit l'eau qui le soit, ce sulfate d'hydrogène ne servant qu'à la rendre conductrice ?

Nous voici donc fixés sur les éléments dans lesquels se décompose un électrolyte, et les points où ils se portent. Un certain nombre de questions se posent maintenant tout naturellement, relatives aux quantités d'é-. lectrolyte décomposées. Les lois de Faraday que nous allons exposer en donneront la solution.

Lois de Faraday

1ʳᵉ LOI. — *Les quantités d'électrolyte décomposées sont indépendantes de l'endroit du circuit où se produit l'électrolyse.*

Pour vérifier cette loi, il suffit de prendre un électrolyte quelconque, par exemple de l'acide sulfurique étendu d'eau, et de placer deux ou plusieurs voltamètres dans un même circuit, avec une pile suffisante pour produire la décomposition ; on constatera que la quantité d'hydrogène dégagée dans chaque voltamètre est la même.

2ᵉ LOI. — *La quantité d'électrolyte décomposée est proportionnelle à la quantité d'électricité qui circule dans le fil.*

Pour vérifier cette loi, Faraday opérait de la façon suivante : il faisait passer le courant dans un voltamètre, à la sortie duquel il se divisait et traversait deux autres voltamètres, puis revenait à la pile. Il constatait que la quantité d'hydrogène dégagée dans le premier voltamètre était égale à la somme des quantités d'hydrogène dégagées dans les deux autres.

On peut opérer autrement et placer dans un même circuit une pile, un voltamètre et un galvanomètre gradué ; en faisant varier l'intensité du courant, on verra que la quantité d'hydrogène dégagée dans un même temps est proportionnelle à l'intensité du courant marquée par le galvanomètre. Or, on sait que l'intensité d'un courant est proportionnelle à la quantité d'électricité qui passe dans un même temps, donc la loi sera démontrée.

3ᵉ LOI. — *Si un courant passe à travers une série d'électrolytes, les quantités de substances décomposées sont proportionnelles à leurs équivalents chimiques.*

On fait passer un courant dans une série de voltamètres contenant, par exemple, l'un de l'acide sufurique étendu, l'autre une solution de sulfate de cuivre, le troisième une solution d'azotate d'argent, etc., et, par des mesures de volume et des pesées des éléments dégagés à l'électrode négative de chaque voltamètre, on vérifiera la loi. Comme nous le verrons plus loin, cette loi subit une restriction.

4ᵉ LOI. — *Quand on a plusieurs éléments de pile et plusieurs voltamètres en série, à chaque équivalent de métal ou d'hydrogène dégagé dans chaque voltamètre correspond un équivalent de zinc dissout dans chaque élément de pile.*

La vérification de cette loi s'impose d'elle même, seulement elle est plus délicate que les précédentes, car elle exige l'emploi de zinc pur dans la pile, afin d'éviter les actions secondaires qui peuvent se produire. Il est bien évident que si on considérait les éléments de pile en batterie, à un équivalent dégagé dans un voltamètre correspondrait un équivalent dégagé dans l'ensemble des éléments en batterie, car, comme on sait, il font le même effet qu'un seul élément plus grand.

Nous avons maintenant une remarque à faire à propos de la 3e loi de Faraday ; quand on évalue les quantités de substances décomposées, on peut observer ou l'élément qui se dégage au pôle positif ou celui qui se dégage au pôle négatif ; pour un grand nombre de substances, cela n'a aucun inconvénient d'observer l'un ou l'autre de ces éléments ; ce cas se présente lorsque, par la décomposition d'un équivalent d'électrolyte, on trouve à chaque électrode un équivalent du composant, par exemple, si l'on prend $NaCl$, $CuSO^4$, $AgAzO^3$. Mais prenons le cas où un équivalent d'électrolyte ne donne pas par sa décomposition un équivalent de chacun des composants, que va-t-il arriver ? Suppons, pour fixer les idées, qu'un même courant passe dans un voltamètre contenant du protochlorure de fer et dans un voltamètre contenant du perchlorure, pour un équivalent de métal et de chlore mis en liberté dans le premier, qu'y aura-t-il dans le second ? Ed. Becquerel a fait voir que, dans ce cas, il faut se régler sur l'élément électronégatif, c'est-à-dire sur le chlore, dans le cas particulier où nous nous sommes placés, et il a modifié, de la façon suivante, la loi de Faraday.

Loi de Becquerel. — *Quand on fait passer un courant dans une série d'électrolytes, dans un même temps, les poids des substances dégagées au pôle positif sont proportionnels aux équivalents de ces substances.*

Ces lois sont la base de l'électrolyse, et toute personne qui veut s'occuper de cette branche de la science doit les connaître à fond et en avoir parfaitement saisi le sens et la portée. Aussi, allons-nous un peu nous étendre sur elles et voir comment on les rencontre dans les applications.

La conséquence de la première loi est des plus importantes ; quand on voudra produire une électrolyse, on n'aura pas besoin de s'inquiéter de la position relative de la pile et du voltamètre dans le circuit ; quelle qu'elle soit, un même courant produira toujours le même effet.

La deuxième et la troisième loi de Faraday et la loi de Becquerel nous permettent, étant donnée l'intensité d'un courant, d'en déduire le poids d'électrolyte décomposé ou bien, étant donné ce poids d'électrolyte, d'en déduire la quantité d'électricité qui a passé dans un temps déterminé et par suite l'intensité du courant s'il est constant, ou son intensité moyenne s'il ne l'est pas.

Ces deux problèmes ont leur utilité ; il suffit de connaître, par exemple, le poids d'hydrogène dégagé par un courant d'un ampère pendant une heure, et les équivalents chimiques, pour trouver par une proportion les quantités de substances quelconques dégagées aux électrodes d'un voltamètre par le même courant ; par une opération d'arithmétique très simple, on aura les quantités dégagées par un courant quelconque d'intensité connue.

Le problème inverse sert à trouver l'intensité du courant nécessaire pour produire le dégagement d'un poids donné de substance dans un certain temps, ou bien, si l'on a fait une expérience d'électrolyse, et si l'on a évalué par des mesures de volume ou des pesées les quantités de substances dégagées, de déterminer ainsi expérimentalement la quantité d'électricité qui a passé.

Supposons, par exemple, qu'en électrolysant de l'azotate d'argent pendant deux heures, l'on ait constaté un dépôt de 0 gr.,284, en une heure on aurait eu un dépôt de 0 gr.,142, et comme nous pouvons trouver, dans la table que nous donnons plus loin, que à 1 ampère passant pendant une heure correspond un poids d'argent déposé égal à 4 gr.,05, nous en déduisons que l'intensité du courant en ampères est égale à $\frac{0,142}{4,05} = 0,035$. Donc en supposant que le courant soit constant, on aurait eu un courant de 35 milli-ampères ; si le courant n'est pas constant, on ne peut avoir que la quantité totale d'électricité qui a passé, il suffit pour cela de multiplier l'intensité moyenne 0,035 par le temps qui est 72·00 secondes, on trouve ainsi 2·52 Coulombs.

Les lois que nous avons indiquées suffisent pour résoudre un problème quelconque du genre de ceux dont nous venons de parler.

Il suffit de connaître le poids d'un corps quelconque, d'hydrogène par exemple, dégagé par un ampère en une heure et les équivalents des divers corps. Pour simplifier ces calculs, nous allons donner les poids des substances qui se portent aux électrodes, en supposant que l'électrolyte ne contienne qu'un équivalent. S'il en contenait n, il faudrait multiplier les résultats par n.

Il faut bien remarquer que ces lois ont été énoncées dans la théorie des équivalents et non dans la théorie atomique, aussi avons-nous, dans le tableau suivant, donné les équivalents des principaux corps simples, et il faudra, quand on appliquera les lois de Faraday ou de Becquerel, écrire la formule du corps en équivalents.

Nom du corps.	Equivalent.	Poids déposés par un ampère-heure.
Hydrogène	1	0.0375
Aluminium	13.7	0.5137
Antimoine	122	4.575
Argent	108	4.05
Arsenic	75	2.8125
Azote	14	0.5250
Baryum	68.5	2.568
Bismuth	210	7.875
Bore	11	0.4125
Brome	80	3
Cadmium	56	2.095
Calcium	20	0.75
Carbone	6	0.2250
Chlore	35.5	1.3312
Chrome	26.2	0.9825
Cobalt	29.5	1.1062
Cuivre	31.8	1.1925
Etain	59	2.2125
Fer	28	1.05
Fluor	19	0.7125
Iode	127	4.7625
Magnésium	12.2	0.4575
Manganèse	27.5	1.0312
Mercure	100	3.75
Nickel	29.6	1.1062
Or	98.3	3.6862
Oxygène	8	0.3
Palladium	53.2	1.9947
Phosphore	31	1.1625
Platine	98	3.6975
Plomb	103.5	3.8812
Potassium	39	1.4625
Sélénium	39.8	1.4925
Silicium	21	0.7875
Sodium	23	0.8625
Soufre	16	0.6
Strontium	43.8	1.6425
Zinc	32.7	1.2262

Supposons, par exemple, que par l'électrolyse de NaCl on veuille savoir les poids de corps dégagés aux électrodes par un ampère heure. Ce tableau donne immédiatement 0 gr.,8625 de sodium et 2 gr.,3312 de Cl. Si l'on avait électrolysé du sulfate de cuivre, la formule étant $CuSO^4$, le tableau donne 1 gr.,1925 de cuivre dégagé au pôle négatif, et au pôle positif on sait que l'on a SO^4 qui reproduit HSO^4, on aura ainsi à ce pôle 0,0375 d'hydrogène, 0,6 de soufre est $4 \times 0,3 = 1,2$ d'oxygène, ce qui fait en tout 1 gr.,8375 d'acide sulfurique monohydraté.

On peut alors avoir par une proportion le poids dégagé par un courant d'intensité quelconque pendant un temps connu.

Une autre méthode, revenant au fond au même que les précédentes, consiste une fois que l'on a la formule du corps qui se dépose à une électrode, à faire la somme des équivalents des corps simples entrant dans la formule, en prenant chacun d'eux autant de fois qu'il y entre, c'est-à-dire à chercher l'équivalent de l'ensemble des substances qui vont à une électrode et à multiplier le résultat par 0,0375, on aura la quantité qui est déposée par 1 ampère-heure, puisque les poids des substances déposées sont proportionnelles aux équivalents, et que l'équivalent de l'hydrogène étant 1, celui du corps déposé n, dans les mêmes conditions, il devra se déposer un poids n fois plus grand du corps considéré que d'hydrogène.

On voit qu'on peut se servir d'un voltamètre pour mesurer l'intensité des courants ; il y a cependant une différence dans les résultats obtenus par cette manière d'opérer et dans ceux que fournit l'emploi du galvanomètre. Quand un courant passe dans un galvanomètre, la déviation de l'aiguille donne à chaque instant l'intensité du courant, tandis qu'en faisant une électrolyse durant un certain temps, on évalue la quantité d'électricité qui a passé pendant ce temps, et pour en déduire l'intensité du courant, il faut que cette intensité ait été constante.

Lorsque l'on veut employer cette méthode pour évaluer l'intensité d'un courant ou la quantité d'électricité qui passe pendant un temps donné, on a évidemment avantage à employer un électrolyte tel que, pour une même quantité d'électricité donnée, on ait le dépôt le plus considérable possible ; il faut en même temps que ce dépôt soit facile à évaluer par des mesures de volume si c'est un gaz, par des pesées si c'est un solide ; on ne peut se régler sur le liquide qui reste dans la solution. Un des électrolytes les plus avantageux est celui que fournit un sel d'argent, par exemple le nitrate ; car l'argent ayant un équivalent très élevé, pour une même intensité de courant on aura dans le même temps un dépôt plus considérable que pour un sel de cuivre, par exemple.

On n'emploie pas en général la décomposition de l'acide sulfurique étendu, car les quantités de gaz dégagées ne seraient sensibles aux pesées que si on en obtenait un volume assez considérable. Quant aux mesures de volumes elles-mêmes, outre qu'elles ne sont pas excessivement précises, elles nécessitent un manuel opératoire peu commode, d'autant plus qu'elles exigent des corrections de température et de pression. Cependant M. Bertin a donné au voltamètre à acide sulfurique étendu une disposition qui le rend assez pratique. Ce voltamètre se compose essentiellement d'un tube vertical gradué, ouvert aux deux bouts et portant à sa partie supérieure un robinet en verre. Ce tube est placé verticalement et plonge par sa partie inférieure dans l'eau acidulée; il couvre d'ailleurs l'électrode négative comme le ferait une éprouvette. Quand on veut opérer, il suffit de remplir le tube gradué en aspirant par le haut, puis à fermer le robinet. On fait passer le courant pendant un temps déterminé, on lit le volume, et se reportant à une table dressée d'avance, on a l'intensité du courant, les corrections de température et de pression étant toutes faites.

Influence des électrodes. — Jusqu'ici nous n'avons fait aucune hypothèse sur la nature des électrodes, et nous avons toujours fait abstraction des actions secondaires qui pouvaient se produire au contact des éléments mis en liberté et de ces électrodes. Ces actions secondaires ont une très grande importance au point de vue de la quantité de chaleur absolue et des produits qui se trouvent finalement en solution; aussi allons-nous examiner les divers cas qui peuvent se présenter.

Le plus simple de ces cas est celui où les électrodes sont inattaquables dans les conditions de l'expérience, par exemple lorsque l'on se sert d'électrodes en platine pour électrolyser l'acide sulfurique étendu, le sulfate de cuivre, l'azotate d'argent, etc.; il n'y a alors rien de particulier à signaler, les éléments mis en liberté se dégagent s'ils sont gazeux (1), se déposent sur l'électrode s'ils sont solides ou restent dans la solution au voisinage de l'électrode s'ils sont liquides, sauf à se diffuser avec le

(1) Nous laissons de côté pour le moment l'absorption de gaz par le platine, question qui sera traitée plus loin.

temps. En tout cas, par hypothèse, l'électrode n'agit
que comme conducteur inattaqué.

Le second cas est celui où l'on se sert d'électrodes attaquables de même métal que celui qui se trouve dans
l'électrolyte. Prenons, pour fixer les idées, l'électrolyse
du sulfate de cuivre au moyen d'électrodes de cuivre.

Quand on fait passer le courant, Cu se dépose sur l'é-
lectrode négative sans que cela n'offre rien de particulier; SO^4 se porte à l'électrode positive et il se forme du
sulfate de cuivre : pour chaque molécule de sulfate de
cuivre décomposée, il y en aura une de reformée ; le
titre de la solution restera, par conséquent, constant;
l'électrode négative augmentera de poids et l'électrode
positive diminuera. Il y aura eu, pour ainsi dire, simplement transport de cuivre d'une électrode à l'autre.

Arrivons enfin au cas où nous nous servons d'électrodes de nature différente de celle du métal de l'électrolyte. Ici il faut prendre une précaution et ne pas
se servir d'électrodes pouvant donner lieu à des actions
locales qui troubleraient le phénomène. Si, par exemple,
on plongeait des électrodes en fer dans un bain de cuivre, le fer décomposerait la solution de cuivre indépendamment de l'action du courant, pour se substituer au
cuivre dans le sel; mais prenons, par exemple, des électrodes en cuivre et pour électrolyte du sulfate de fer :
le fer se déposera sur l'électrode négative, SO^4 se portera
à l'électrode positive, et, comme dans le cas précédent,
il se formera du sulfate de cuivre. Au bout d'un certain
temps, l'électrode positive sera entourée d'une couche
de sulfate de cuivre, et dès lors l'électrolyte sera com
plexe. Au fur et à mesure que le fer se déposera sur l'é-
lectrode négative, le cuivre positif se dissoudra, et la

solution s'enrichira en sulfate de cuivre, s'appauvrissant en sulfate de fer.

Nous pouvons, d'après ce que nous venons de dire, diviser l'électrolyse en trois cas : I. Les électrodes sont de simples conducteurs. — II. Les électrodes sont solubles et de même nature que le sel de l'électrolyte. — III. Elles sont solubles et de nature différente. Voyons ce que va nous donner le principe de la conservation de l'énergie dans ces trois cas. Les notions que nous avons données dans le chapitre précédent et les lois de Faraday vont nous permettre d'étudier cette question.

1er *cas*. — Supposons que nous produisions une électrolyse quelconque à l'aide d'électrodes non attaquables, l'intensité du courant étant I. Si q représente le poids de substance décomposé dans un temps donné par le courant d'intensité égale à l'unité, a la quantité de chaleur absorbée par la décomposition de l'unité de poids, la quantité de chaleur absorbée par cette opération sera représentée par $Q = aqI$. Si 1 est indiqué par un galvanomètre placé dans le circuit, comme q se trouve dans la table donnée plus haut, et a dans des tables dressées par M. Berthelot, on peut aisément calculer Q. Le produit qI représente le poids de substance électrolysé pendant l'opération, supposons qu'on arrête quand on aura décomposé un équivalent, la quantité de chaleur absorbée sera $Q = ae$; elle devra avoir été fournie par l'action chimique de la pile, par conséquent être inférieure à la quantité totale de chaleur que peut fournir cette action chimique. Or, nous savons d'après la 4e loi de Faraday, que pendant la décomposition d'un équivalent d'électrolyte, il y a dissolution d'un équivalent de zinc dans chaque élément de la pile supposée montée en série : il en résulte que si on représente par Q' la quantité de chaleur que dégage la pile fermée sur elle-même pendant la dissolution d'un équivalent de zinc, la condition pour qu'il puisse y avoir décomposition est $Q' > ae$. Si, par exemple on appliquait ces résultats à la décomposition par un élément de Daniell, de l'acide sulfurique étendu, on trouverait pour Q'23653 calories, pour le produit ae 34462 calories; par conséquent l'inégalité écrite plus haut n'étant pas satisfaite, on ne peut décomposer l'acide sulfurique étendu d'eau à l'aide d'un seul élément Daniell; on trouverait, au contraire, qu'un seul élément Grove ou Bunsen suffit. Comme nous l'avons fait remarquer à propos de la quatrième loi de Faraday, il ne servirait à rien de mettre plusieurs éléments Daniell en batterie, car cela reviendrait à prendre un seul élément plus grand, et la dimension de l'élément n'intervient pas dans la question. Il faut donc prendre au moins deux éléments en série, car alors la quantité de zinc dissoute dans la pile doublerait pour une même quantité d'électrolyte décomposée et par suite la chaleur disponible Q' doublerait aussi.

Le passage du courant dans l'électrolyte donne encore lieu à une autre perte de chaleur, due à la résistance du conducteur, comme cela a lieu dans un conducteur quelconque. D'après la loi de Joule, elle croît proportionnellement à la résistance et au carré de l'intensité du courant; la quantité de chaleur absorbée que nous avons calculée n'est donc qu'un minimum au-dessous duquel on ne peut descendre. Il faut bien remarquer que l'état physique du dépôt électrolytique qui se fait peut influer sur la quantité de chaleur absorbée ; ainsi dans l'électrolyse de l'acide sulfurique étendu, les gaz qui se dégagent sur le platine sont en partie condensés par lui ; comme on le sait, il en résulte un dégagement de chaleur, auquel on a attribué les différences entre la quantité de chaleur absorbée, observée et calculée. Des effets du même genre peuvent se produire dans le cas de dépôts métalliques, et on a constaté que la compression produite par eux pouvait être assez énergique pour comprimer le réservoir d'un thermomètre rendu conducteur par un enduit de plombagine, suffisamment pour faire monter le mercure dans la tige. Enfin il ne faut pas négliger les actions que les éléments mis en liberté peuvent avoir sur l'électrolyte lui-même. Nous avons à ce sujet fait quelques expériences avec M. Weiss, préparateur de physique à la Faculté de médecine, et que nous tenons à remercier ici de l'aide qu'il nous a prêtée, et nous croyons pouvoir ranger ces actions en deux catégories, selon que l'action a lieu après le dépôt ou qu'elle a lieu simultanément. Nous allons nous expliquer par deux exemples :

1º *Électrolyse de sulfate de zinc.* — Si nous électrolysons une solution de sulfate de zinc à l'aide d'électrodes en platine, nous aurons au pôle positif un dégagement d'oxygène dû à la décomposition du radical SO^4 ; au pôle négatif nous aurons un dépôt de zinc ; une fois ce zinc déposé en partie sur le platine, il formera avec lui de petites piles locales, il y aura dégagement d'hydrogène avec production de chaleur. Ce dégagement de chaleur est dû à des actions locales absolument secondaires, il n'y a pas à en tenir compte dans le calcul de la quantité d'énergie nécessaire à l'électrolyse, elle ne servira qu'à élever la température du liquide. La meilleure preuve à donner pour prouver que ces actions sont subséquentes à la décomposition de l'électrolyte, c'est que, si on arrête le passage du courant, elles continuent tant qu'il reste un dépôt de zinc sur l'électrode; d'un autre côté, si on remplace l'électrode négative en platine par une électrode en zinc pur, le dégagement d'hydrogène s'arrête, ce qui s'explique, car il ne peut plus se former de petites piles locales.

2ᵉ *Électrolyse de sulfate ferreux*. — En électrolysant du sulfate ferreux, nous retrouvons à l'électrode négative le phénomène du cas précédent; mais à l'électrode positive il n'y a aucun dégagement de gaz, et si nous faisons l'analyse du liquide avant et après l'expérience nous trouvons qu'il s'est partiellement chargé de sulfate ferrique, par suite l'action de l'oxygène de SO^4; nous avons d'ailleurs eu soin de nous mettre à l'abri de l'oxygène de l'air en opérant dans une atmosphère d'hydrogène. La transformation du sulfate ferreux en sulfate ferrique correspond à un certain dégagement de chaleur, mais ici l'action est simultanée avec la décomposition en sulfate ferreux; cette quantité de chaleur doit donc se retrancher de la quantité de chaleur nécessaire à la décomposition de ce sulfate ferreux, si l'on veut évaluer la chaleur absorbée par l'électrolyse. Les expériences ont été faites très rapidement, les déductions que nous en avons tirées nous paraissent logiques; cependant, ces questions sont si délicates, qu'il faudrait, pour pouvoir affirmer être dans le vrai, les recommencer en y joignant des mesures calorimétriques précises que le temps ne nous a pas permis de faire.

2ᵉ *Cas.* — Supposons que les électrodes soient attaquables et de même nature que le métal du sel que l'on électrolyse; par exemple qu'elles soient en cuivre et que l'électrolyte soit du sulfate de cuivre; nous aurons à l'électrode négative un dépôt de cuivre; cela est analogue à ce qui se passe dans le premier cas; mais à l'électrode positive SO^4 agira sur le cuivre pour redonner du sulfate de cuivre si bien qu'à chaque équivalent de cuivre déposé à l'électrode negative il y aura un équivalent dissout à l'électrode positive et le titre du bain restera constant : il y aura eu, pour ainsi dire, simplement un transport de métal d'une électrode à l'autre, par suite il n'y aura aucune absorption de chaleur du fait de l'action chimique. On peut cependant être dans le doute dans les cas où les éléments mis en liberté sont capables d'agir sur l'électrolyte lui-même: que va-t-il se passer, par exemple dans la décomposition du sulfate ferreux au moyen d'électrodes en fer; le titre de la solution ferreuse va-t-il rester constant, ou bien l'oxygène provenant de la scission de SO^4 en SO^3 et 0 va-t-il se porter sur l'électrolyte pour donner du sulfate ferrique, ou enfin, les deux phénomènes auront-ils lieux simultanément? Nous avons fait l'expérience en procédant avec les mêmes précautions que dans le cas précédent et nous avons reconnu qu'il ne se formait pas de sulfate ferrique, que SO^4 se portait tout entier à l'électrode positive pour redonner du sulfate ferreux et maintenir le titre de la solution constant; cependant nous ne disons pas qu'il en sera toujours ainsi, nous expliquerons plus loin sous quelle dépendance se trouve l'action qui se passe.

3ᵉ *Cas.* — Considérons enfin le cas où les électrodes

sont attaquables et de nature différente au métal de l'é-
lectrolyte; prenons par exemple l'électrolyse du sulfate
de zinc à l'aide d'électrodes en cuivre; le zinc se déposera sur l'électrode négative, le radical SO^4 se rendra au
cuivre positif et formera du sulfate de cuivre. Cette action est simultanée avec la décomposition du sulfate
de zinc et si l'on veut évaluer la chaleur absorbée
dans le voltamètre, il faut retrancher la chaleur dégagée par la composition du sulfate de cuivre de la chaleur absorbée par la décomposition du sulfate de zinc. Il
est bien évident qu'il peut y avoir des actions secondaires
comme dans les cas précédents; ainsi, dans le cas particulier dont nous parlons, il se formait des piles locales à l'électrode négative. Dans le cas où les produits
de décomposition peuvent agir sur l'électrolyte lui-
même il y a doute : ainsi dans le cas de l'électrolyse du
sulfate ferreux au moyen d'électrodes en cuivre, on ne
sait, a priori, si l'oxygène de SO^4 se portera sur le cuivre
pour donner du sulfate de cuivre ou sur le sulfate ferreux pour le transformer en sulfate ferrique; l'expérience nous a montré que c'est la première hypothèse
qui est réalisée.

Nous avons vu que indépendamment de la décomposition proprement dite de l'électrolyte il fallait envisa-
ger les actions secondaires, celles qui sont subséquentes
à l'électrolyse, comme par exemple la formation de
pièces locales n'ayant aucune relation directe avec le
courant, nous n'y insisterons pas. Nous avons vu aussi
que souvent on pouvait être dans le doute sur ce qui
allait arriver quand les produits de la décomposition
pouvaient agir soit sur l'électrode, soit sur l'électrolyte. Pour savoir ce qui se passera nous allons nous ap-
puyer sur la loi suivante.

Loi de Sprague. — *Quand un courant électrique agit sur un électrolyte la décomposition qui se produit est celle qui absorbera la plus petite quantité de chaleur.*

Si nous considérons un mélange de sels ou un électrolyte simple quelconque, mais qui peut être modifié par le courant de diverses façons, comme c'était, par exemple, le cas dans l'électrolyse du sulfate ferreux au moyen d'électrodes solubles, la modification produite par le courant sera telle qu'elle absorbe la plus petite quantité de chaleur possible.

Or, quand par exemple nous électrolysons du sulfate ferreux à l'aide d'électrodes en cuivre, il faut dépenser une quantité d'énergie qui s'évalue comme nous l'avons dit en considérant la quantité de chaleur nécessaire à la décomposition du sulfate ferreux en Fe et SO^4 et en en retranchant la quantité de chaleur produite par la formation de sulfate de cuivre ou par celle de sulfate ferrique, selon qu'une ou l'autre de ces réactions se produira, et par suite celle des deux actions qui aura lieu est celle qui dégagera la plus grande quantité de chaleur. Nous pouvons ainsi nous rendre compte de ce qui se passera quand un courant traversera un électrolyte et que plusieurs hypothèses seront en présence sur les produits de l'électrolyse. La loi de Sprague nous permet ainsi, semble-t-il, lorsque l'électrolyte sera complexe de prévoir quel est le sel qui sera décomposé, mais il est facile de voir que cette loi n'est pas générale. En effet, d'après elle, quand un courant agit sur un mélange de sels, l'un d'eux seulement devrait être décomposé, car il y en a toujours un dont la décomposition coûterait une quantité d'énergie moindre par équivalent ; l'expérience prouve qu'il n'en est rien et que, selon les conditions dans lesquelles on se trouve, il peut y avoir un dépôt d'un seul métal ou de plusieurs. Ces conditions dépendent certainement de la concentration des liquides, de la force électromotrice en jeu et probablement d'autres conditions encore, mais elles sont pour l'instant si mal connues que nous ne pouvons y insister. Enfin un exemple bien simple qui fait voir que la loi de la quantité minima d'énergie fournie est inexacte, c'est que dans un grand nombre de cas il se forme des composés endothermiques : ainsi dans l'électrolyse de l'acide sulfurique étendu on trouve dans le liquide après l'opération de l'eau oxygénée et de l'acide persulfurique, tous deux endothermiques et dont la formation a nécessité une quantité d'énergie dépensée par la pile plus grande que si l'on avait eu simplement dégagement d'hydrogène et d'oxygène aux électrodes.

Nous avons insisté à dessein sur les réactions secondaires qui peuvent se produire dans les cas d'électrolyse car, faute d'en tenir compte, il arrive qu'un phénomène mal interprété conduit aux conclusions les plus fausses ; nous n'en citerons qu'un exemple : nous avons fait voir plus haut qu'un élément Daniell ne suffisait pas à décomposer l'eau dans les conditions ordinaires où l'on fait l'expérience, c'est-à-dire en se servant d'électrodes en platine. Certaines personnes ayant exécuté cette électrolyse en remplaçant les électrodes en platine par des électrodes en cuivre, ont cru pouvoir en conclure que les chaleurs de combinaison et de décomposition des éléments en jeu et que l'on trouve dans les tables de M. Berthelot étaient inexactes. Cela tenait simplement à ce qu'elles ne tenaient pas compte de l'action des produits de la décomposition à l'électrode positive sur cette électrode, et il a été aisé de montrer qu'en faisant entrer en jeu la chaleur ainsi dégagée, ce phénomène était tout naturel.

D'après ce que nous avons dit, on voit les phénomènes d'électrolyse sont encore obscurs en bien des points ; souvent même ils sont en contradiction avec certains principes qui paraissent des mieux établis : ainsi nous avons dit que dans l'électrolyse des sels, le métal se portait au pôle négatif, le radical acide au pôle positif; or, dans certains cas on voit se faire des dépôts d'oxyde, nous avons pu constater dans l'électrolyse du sulfate de cuivre à l'aide d'électrodes du même métal, un dépôt jaunâtre à l'électrode positive qui par l'agitation de la liqueur se redissolvait ; il nous paraît fort probable que nous étions en présence de l'oxyde cuivreux. Comment ce dépôt s'était-il fait ? était-il le résultat d'une action secondaire ? Nous le croyons, mais n'osons l'affirmer pour le moment. Des phénomènes du même genre se produisent en général quand on opère sur les sels de plomb.

Nous n'insisterons pas plus longtemps sur ces questions encore fort obscures ; ce que nous avons dit permettra, nous l'espérons, de se rendre compte de l'état actuel de la science de l'électrolyse et de saisir les appréciations qu'on en a faites. Si parfois l'on rencontre des phénomènes qui paraissent en contradiction avec les lois que nous avons données, il faudra rechercher avec soin les erreurs que l'on a pu commettre ; mais il faut savoir aussi que bien des faits restent encore inexpliqués. Pour terminer ce chapitre peut-être un peu long, mais de la plus haute importance, nous allons donner quelques notions générales sur l'électrolyse des composés organiques et sur la polarisation des électrodes.

Électrolyse des composés organiques.

L'étude de l'électrolyse des composés organiques est encore fort peu connue. Il serait difficile d'en tirer des lois générales. Nous allons citer quelques exemples et chercherons ensuite à faire voir la conclusion qu'on peut en déduire.

M. Kolbe a fait l'électrolyse de l'acide succinique ; il a vu l'hydrogène se dégager au pôle positif comme dans l'électrolyse de l'acide sulfurique, par exemple ; mais au lieu d'avoir reformation de l'acide au pôle positif, il y avait un dégagement d'acide carbonique et d'éthylène ; on peut représenter cette décomposition par la formule suivante :

$$C^2H^4\begin{cases} CO^1H \\ CO^2H \end{cases} = \frac{H^2}{-} + \frac{C^2H^4 + 2CO^1}{+}$$

L'électrolyse des acétates alcalins a donné des résultats du même genre : on obtenait au pôle négatif de l'hydrogène provenant de la décomposition de l'eau par le potassium mis en liberté, et au pôle positif de l'acide carbonique et de l'hydrure d'éthyle, suivant la formule :

$$2\begin{matrix} CH^3 \\ | \\ CO^2K \end{matrix} = \frac{K^2}{-} + \frac{C^2H^6 + 2CO^1}{+}$$

Enfin, en électrolysant du fumarate de potassium,

Kekulé a fait voir que l'on avait encore la même réaction :

$$C^2H^2 \Big\langle {}^{CO^2K}_{CO^2K} = \frac{K^2}{-} + \frac{C^2H^2 + 2CO^2}{+}$$

il se produisait de l'acide carbonique et de l'acétylène.

De ces expériences, il semble résulter une loi fort simple ; en effet, il est impossible de ne pas être frappé des analogies qu'ont les réactions que nous venons de décrire avec celles qui se passent quand on fait agir les alcalis en excès sur les acides organiques ; il suffit de mettre en regard l'action de la potasse sur l'acétate de potasse.

$$2 \left| {}^{CH^3}_{CO^2K} + 2KHO = 2CH^4 + 2CO^3K^1 \right.$$

On voit, en examinant bien cette formule, qu'en somme l'acide a subi la même décomposition que celle produite par l'électrolyse, et que si les produits finaux de la réaction ne sont pas identiques, cela tient à la présence de la potasse : le potassium n'apparaît pas retenu par l'oxygène de l'alcali en excès, et le carbone fondamental devient libre comme précédemment,

Enfin, nous signalerons un phénomène des plus intéressants : M. Berthelot a obtenu de petites quantités d'alcool en faisant passer dans une solution de sucre des courants alternatifs, d'après la réaction suivante :

$$C^6H^{12}O^6 = 2C^2H^6OH + 2CO^2$$

C'est le seul procédé mécanique qui ait permis jusqu'ici de décomposer le sucre en acide carbonique et en alcool ; c'est pour cela que nous le citons, quoique l'opération n'ayant pas lieu dans des courants continus ne rentre peut-être pas dans ce que nous avons compris sous le nom d'électrolyse. D'après Erb, Drechsel, en opérant de la même façon sur le carbonate d'ammoniaque, aurait obtenu de l'urée.

En terminant ces courtes considérations sur l'électrolyse des composés organiques, nous ferons encore une remarque à propos de l'électrolyse des acides. Il serait intéressant de savoir si, en prenant une électrode soluble dans le cas de l'électrolyse des acétates alcalins, par exemple, on a toujours le même dédoublement que nous avons signalé ou si l'acétate se reformerait au pôle positif ; malheureusement nous ne connaissons pas d'expériences dans ce sens, et le temps nous fait défaut pour les entreprendre.

Polarisation.

Un grand nombre de phénomènes électriques sont reversibles : ainsi si les courants produisent des actions chimiques, on sait aussi que les actions chimiques sont capables de produire des courants. En particulier, quand par le passage d'un courant dans un électrolyte on a produit le dépôt des éléments constituants sur les électrodes, on conçoit que la recombinaison de ces éléments puisse occasionner un courant et l'on peut prévoir que ce courant sera de sens contraire à celui qui a produit l'électrolyse ; c'est ce que l'expérience vérifie. Décomposons par exemple l'acide sulfurique étendu, si à un moment donné nous venons à supprimer la pile et à à la remplacer par un galvanomètre, nous voyons l'aiguille déviée du zéro et nous pouvons constater que le courant ainsi produit est de sens contraire au courant primitif. On dit alors que les électrodes sont polarisées, le courant secondaire produit est un courant de polarisation. Le phénomène s'observe dans presque toutes les électrolyses, mais il est évident qu'il n'aura pas lieu lorsque les dépôts sont de même nature que les électrodes. Dans l'électrolyse du sulfate de cuivre au moyen d'électrodes en cuivre par exemple, il n'y aura pas de polarisation, car avant et après l'expérience le voltamètre est dans le même état. De la polarisation des électrodes résulte une force électro-motrice contraire à celle de la pile; cette force ne prend pas naissance après le passage du courant, il est évident qu'elle existe pendant la durée même de ce passage ; il faut donc en tenir compte lorsque, connaissant la résistance totale du circuit et de la pile et la force électro-motrice de cette pile, on veut calculer l'intensité du courant en appliquant la loi de Ohm. Si E est la force électro-motrice de la pile, R la résistance totale du circuit y compris celle de la pile, I l'intensité du courant, on a $I = \frac{E}{R}$ quand il n'y a pas de force contre-électro-motrice de polarisation ; si, au contraire, cette force est e, on aura $I = \frac{E - e}{R}$. Cette relation permet, si on connait trois de ces quantités, de calculer la quatrième ; on peut en particulier en déduire e si on connaît I, E et R qui sont dans bien des cas plus accessibles à l'expérience. Cette méthode permet en outre de suivre les variations de e pendant toute la durée du passage du courant. Nous signalerons en particulier la polarisation des électrodes qui se manifeste dans les cas d'électrolyse appliquée à la thérapeutique ; si à un moment on supprime la pile

et qu'on la remplace par un galvanomètre, on constate
nettement le courant de polarisation.

L'application la plus importante de la polarisation est
celle que l'on a faite aux piles secondaires ou accumulateurs.

Ces appareils sont basés sur les courants de polarisation qui prennent lieu lorsqu'on a opéré l'électrolyse
de l'acide sulfurique étendu.

Les premiers essais ont été faits par Gauthcrot (1801),
et Ritter (1803). Ils se servaient de voltamètres à fils de
platine, mais ne pouvaient obtenir ainsi que de faibles
effets, vu la grande résistance de l'appareil et la faible
surface de condensation des fils de platine. Depuis, ces
questions ont été reprises par divers physiciens, mais
elles ne sont devenues réellement pràtiques que depuis
les travaux de G. Planté (1860). Nous n'entrerons pas
dans les détails de la question, ce serait sortir de notre
sujet, nous nous contenterons d'indiquer les résultats
auxquels est arrivé Planté.

Un accumulateur comprend essentiellement deux
lames de plomb de grande surface servant d'électrodes
et séparé par une distance aussi faible que possible pour
diminuer la résistance, le tout plonge daus un vase
contenant de l'eau acidulée d'acide sulfurique. On
charge l'accumulateur en décomposant l'acide sulfurique étendu par le courant d'une pile ou d'une machine
à courant continu. Au bout d'un certain temps on le
sépare de la pile, et alors il peut servir à fournir un
courant de polarisation. On peut se demander l'utilité
qu'il y a à ne pas faire usage du courant direct de la
pile servant à charger l'accumulateur, mais il faut remarquer que l'on peut donner à l'accumulateur une résistance intérieure très faible en augmentant la surface

des lames de plomb et diminuant leur distance, par suite le courant que donne cet accumulateur sera très intense, il se déchargera vite, il est vrai, mais débitera pendant un certain temps une grande quantité d'électricité.

Il s'en suit, qu'ayant un élément Bunsen à sa disposition on peut charger l'accumulateur pendant plusieurs heures, puis s'en servir pendant quelques instants pour produire un courant très intense. De plus, si l'on a plusieurs accumulateurs on peut les charger successivement ou même simultanément en les associant en batterie, puis une fois chargés les associer en série et obtenir ainsi des différences de potentiel considérables, ce que l'on n'aurait pu avoir avec la pile primaire.

L'une des dispositions les plus simples données à un accumulateur consiste, afin de lui faire occuper peu de place, à placer les deux feuilles de plomb superposées en les séparant par une bande de drap, puis à les enrouler en cylindre et les placer dans un vase cylindrique. Une des lames sera l'électrode positive, l'autre l'électrode négative. On a encore donné aux piles secondaires bien d'autres formes, mais il est facile d'en saisir la disposition dans chaque cas particulier. Une fois un accumulateur monté ainsi que nous venons de le dire, avant de le livrer à l'usage il faut procéder à sa formation. Cette opération consiste à le charger et à le décharger un grand nombre de fois en changeant le sens du courant de charge, afin de rendre la surface des lames de plomb poreuses par les oxydations et des réductions successives, et capables d'absorber les gaz qui s'y déposent. Cette manœuvre est longue et très fastidieuse. M. Faure, en 1880, l'a abrégée en plaçant à la surface des lames de plomb une couche d'un enduit à base d'oxyde de plomb, il suffit alors de charger et de décharger l'accumulateur un nombre assez restreint de fois pour qu'il soit formé.

Nous ne croyons pas devoir insister plus longtemps sur cette question des accumulateurs, qui est traitée au long dans les ouvrages sur les piles, il suffisait de la citer comme application de l'électrolyse et d'en donner une idée.

CHAPITRE III

L'électrolyse des sels métalliques est souvent utilisée dans l'industrie pour obtenir des effets divers. Si l'on se propose de recouvrir un objet donné d'une couche métallique provenant de sels de cuivre, d'or, de nickel, etc., on a alors l'opération connue sous le nom général de galvanoplastie, ou sous les noms particuliers de dorure, argenture, nickelage, etc. Si l'on veut séparer un métal d'un alliage contenant des substances étrangères, c'est l'affinage des métaux. Si l'on désire retirer le métal du minerai qui le contient, l'opération porte le nom d'électro-métallurgie. Ajoutons enfin qu'on a pu, grâce à l'électrolyse, procéder à des dosages de minerais.

Galvanoplastie.

C'est en 1837 qu'un physicien russe, Jacobi, remarqua que les lames de cuivre d'une pile Daniell, qu'il faisait fonctionner depuis quelques temps, étaient devenues rugueuses et qu'il pouvait en détacher de petits fragments.

En examinant ces lames de près, il pût se convaincre que les lamelles qu'il détachait provenaient d'un dépôt de cuivre moulé sur la première surface et en reproduisaient tous les détails. Ce dépôt provenait donc de la décomposition par le courant du sulfate de cuivre contenu dans la pile. Il recommença l'expérience en la variant et essaya de remplacer la lame ordinaire de cuivre par des plaques gravées. Le 7 octobre 1838, il présenta à l'Académie des sciences de Saint-Pétersbourg une plaque de cuivre offrant en relief l'empreinte exacte du dessin gravé en creux sur la plaque originale.

A peu près à la même époque, vers la fin de l'année 1838, et sans connaître les expériences de Jacobi, l'anglais Spencer montrait à Liverpool des reproductions de médailles par l'électrolyse.

Jacobi poursuivit ses recherches et il construisit un appareil fort simple, consistant en une légère modification de la pile Daniell, disposée de telle façon que le cuivre était à l'extérieur du vase poreux et le zinc à l'intérieur. Le circuit était fermé par des triangles qui reposaient au centre sur le zinc, et les objets plongaient dans la dissolution de sulfate de cuivre qui entourait le cuivre.

Il constata bientôt que le courant électrique passant dans une dissolution de sulfate de cuivre hors de la pile y produit les mêmes effets. Alors, il construisit un nouvel appareil, appelé appareil composé, basé sur ce principe. Le courant électrique traversait la dissolution de sulfate de cuivre, qui était placée hors de la pile et le métal se déposait à l'électrode négative. Le bain s'appauvrissait en sel de cuivre et s'enrichissait en acide. Il imagina, pour lutter contre l'appauvrissement progressif de la solution de sulfate de cuivre, de placer au pôle positif une lame de cuivre ou anode soluble, qui cède à la dissolution un poids de cuivre égal à celui qu'elle cède au pôle négatif.

Une expérience fortuite permit à Jacobi de compléter

son œuvre. Une pile Daniell fonctionnait mal, à cause
de la mauvaise qualité de son vase poreux ; il en essaya
alors plusieurs, marquant au crayon de la lettre G (*gut*)
ceux qui étaient bons. Il s'aperçut, la pile fonction-
nant seule, que le cuivre se déposait sur cette lettre
formée de plombagine, qui conduit bien l'électricité,
et il obtint l'image de cette lettre en relief. Il moula
alors des médailles en plâtre, recouvrit le moule de
plombagine, et les plongeant dans la dissolution de
sulfate de cuivre, obtint directement des épreuves métalliques semblables à l'original.

Mode opératoire. — Quand on veut reproduire un
objet au moyen de l'électrolyse, il importe, tout
d'abord, d'avoir un moule. Pour les obtenir, on se sert
le plus souvent de gutta-percha ou de gélatine, mais
ces substances ne sont pas les seules employées ; dans
certains cas on préfère la cire, la stéarine, le métal de
Darcet, selon les circonstances. On répand la matière
en fusion, ou simplement ramollie, sur l'objet à reproduire et on soumet le tout à une pression convenable,
afin de faire pénétrer la matière du moule dans tous les
creux de l'objet.

Pour rendre les moules conducteurs de l'électricité,
on n'a plus qu'à les recouvrir, au moyen de pinceaux
ou de brosses, d'une mince couche de plombagine.
On obtient le même résultat en les imbibant avec une
dissolution de nitrate d'argent qu'on réduit par l'acide
sulfhydrique ; il reste alors sur la surface une mince
couche de sulfure d'argent bon conducteur de l'électricité.

Pour que les reproductions galvaniques soient solides, elles exigent une certaine épaisseur. On peut,

toutefois, leur assurer cette solidité en fondant à l'intérieur de la pièce des tiges en laiton qui, se soudant
entre elles, les rendent aussi massives que des pièces
venues de fonte. Ce procédé, employé dans la maison
Christofle, est connue sous le nom de galvanoplastie
massive.

Un procédé employé pour la reproduction d'objets
délicats consiste à les recouvrir, par voie électrolytique,
d'une couche de métal assez mince pour ne pas en alté-
rer les détails, puis à les détruire par la chaleur, les
acides ou tout autre moyen, et à consolider cette enveloppe superficielle, soit en coulant à l'intérieur un métal fondu, soit en y déposant une couche électrolytique.

On conçoit que la galvanoplastie permette aussi de
reproduire avec la plus grande fidélité les planches
gravées servant à l'impression des timbres-poste, bil-
lets de banque, etc., ce qui permet de ne pas user la
planche originale par le tirage.

Pour les statues de grande dimension, on emploie le
procédé indiqué par M. Lenoir, qui consiste à prendre
comme électrode positive un faisceau de fils de platine
pénétrant dans l'intérieur du moule sans le toucher. On
obtient ainsi un dépôt très régulier et d'épaisseur uni-
forme, si les fils ont été bien disposés. M. Planté en
remplaçant les fils de platine par des fils de plomb a
rendu ce procédé vraiment industriel. On ne peut employer d'électrodes solides solubles, comme par exemple
des fils de cuivre, car ils se dissoudraient inégalement
et on n'obtiendrait pas de dépôt régulier.

Enfin on peut se servir aussi du courant pour produire
directement la gravure en plaçant au pôle positif une
planche préparée comme pour la gravure à l'eau-forte.
On conçoit que les parties à nu se dissoudront et la

planche se gravera sans qu'il y ait de dégagement de gaz délétères comme dans la gravure à l'eau-forte.

Dans toutes ces opérations, une question assez importante c'est la nature du bain à employer pour obtenir le dépôt métallique. On se sert généralement d'une dissolution de sulfate de cuivre additionnée d'un peu d'acide sulfurique, lorsque le dépôt que l'on veut obtenir est du cuivre. Si, au contraire, on veut représenter un objet en bronze le bain est un mélange de différents sels, variable avec les maisons. Nous n'entrerons pas dans le détail de ces questions trop spéciales.

Électro-chimie.

Cette partie de l'application de l'électrolyse a pour but de recouvrir des objets généralement métalliques d'une couche d'un autre métal, dans un but de décoration ou de protection. C'est de La Rive qui le premier a eu l'idée de recouvrir par ce procédé des objets en cuivre d'une mince couche d'or ou d'argent. Il voulait remplacer par ce moyen la dorure au mercure dont on connaît les effets fâcheux sur la santé des ouvriers.

Ce procédé a été perfectionné depuis par MM. Henri et Georges Elkington en Angleterre et M. de Ruolz en France. Lorsqu'on veut dorer ou argenter un objet en cuivre on l'attache au pôle négatif d'une pile et on le plonge dans un bain de cyanure double de potassium et d'or ou d'argent. Le cuivre se recouvre d'une couche parfaitement adhérente. La question est moins simple lorsqu'on veut recouvrir le fer, car la couche d'or ou d'argent qui se dépose sur le fer s'en détache facilement. On tourne la difficulté en couvrant le fer d'un dépôt de cuivre que l'on dore ou argente ensuite.

On peut aussi obtenir par l'électrolyse des dépôts représentant des dessins variés ; il suffit pour cela de faire sur l'objet à orner des réserves, c'est-à-dire de placer un vernis isolant aux endroits où l'on ne veut pas avoirde dépôts.

Depuis quelques années on a fréquemment fait usage de couches de nickel pour préserver de l'action de l'air humide et de la rouille qui en résulte les objets en fer et en acier. Ce dépôt s'obtient par la méthode électrolytique. On emploie comme bain un sel de nickel.

Avant de terminer nous signalerons encore deux applications intéressantes de la galvanoplastie : l'une est l'aciérage des planches gravées en cuivre, l'autre l'ajustage des pièces de monnaie.

Si on place dans un bain le sel ammoniac à 1/10, à la cathode une plaque de fer, à l'anode une planche de cuivre gravée et que l'on fasse passer le courant, il se forme un chlorure de fer ammoniacal qui est électrolysé par la suite et donne sur la planche en cuivre un dépôt très adhérent et très dur de fer sans que la finesse du dessin de la gravure n'en souffre. On pourra tirer des épreuves avec cette planche. Lorsqu'on verra que le cuivre commence à réapparaître on dissoudra la couche de fer à l'aide d'acide azotique très étendu et on la soumettra de nouveau à l'aciérage. On peut ainsi tirer un bien plus grand nombre de belles épreuves qu'avec les planches de cuivre ordinaire.

Lors de la vérification des poids des flans, c'est-à-dire des rondelles d'or ou d'argent qui servent à frapper les monnaies on en trouve de trop lourds comme de trop légers. Il est facile d'y remédier en les plaçant soit à l'anode, soit à la cathode dans un bain de dorure ou d'argenture. On peut même par une méthode de compensation placer en même temps les flans trop lourds à l'anode, les flans trop légers à la cathode et rétablir ainsi leur poids légal.

Indiquons rapidement quelles sont les principales précautions à prendre dans les opérations dont nous venons de parler.

La première chose à faire est de parfaitement décaper les objets que l'on veut recouvrir. On les sèche ensuite dans la sciure de bois chaude et on les plonge dans le bain.

Lorsqu'on retire les pièces du bain elles sont mates, pour les rendre brillantes, il faut les soumettre au gratte-bossage et au brunissage ce qui consiste à les frotter d'abord avec une brosse en fil de laiton fixée à un tour faisant 500 révolutions à la minute et enduite d'eau de savon. On achève ensuite le poli en les frottant avec de petits instruments d'acier jusque dans les moindres détails.

Nous avons déjà dit que pour la dorure et l'argenture du cuivre on emploie un bain de cyanure double, de potassium et d'or ou d'argent. On prend d'ailleurs comme électrode positive le métal correspondant pour conserver le titre du bain. Si l'on a affaire à un objet en fer il faut préalablement le cuivrer, on ne peut employer le sulfate de cuivre, car on sait qu'au contact du fer il se produirait des actions indépendantes du courant et l'on ne peut obtenir ainsi un dépôt adhérent. On a proposé diverses formules. Le cyanure double de cuivre et de potassium donne de bons résultats, mais il est assez cher; on peut le remplacer par une solution contenant du sulfate de cuivre, de l'acide tartrique et une assez forte proportion de potasse ou de soude; mais le bain qui semble donner les meilleurs résultats est celui qui est formé avec l'oxalate ammoniacale de cuivre. On peut d'ailleurs commencer par déposer sur le fer une couche très mince de cuivre à l'aide d'un des bains dont nous venons de parler et continuer si l'on veut un dépôt plus épais dans le sulfate de cuivre.

Pour le nickelage on se sert généralement d'une solution de 70 à 80 grammes de sulfate double de nickel et d'ammoniaque par litre d'eau.

Pour étamer, le bain se compose d'un mélange de cyanure de potassium, de protochlorure d'étain et de soude caustique.

Enfin en se servant d'un bain renfermant 10 grammes de litharge pour 100 grammes de potasse dans 2 litres d'eau, on peut obtenir des dépôts d'oxyde de plomb qui, s'ils sont assez minces, donnent de belles colorations dues à l'interférence des rayons lumineux.

Une remarque importante, c'est qu'il faut employer un courant d'intensité convenable dans toutes ces opérations, sans quoi, si le courant est trop faible on obtient des dépots cristallins et s'il est trop fort des dépôts granuleux et sans cohésion. Il est facile d'arriver à une intensité convenable après quelques tâtonnements, mais ce n'est que l'expérience personnelle qui permet d'arriver du premier coup à un résultat satisfaisant, d'autant plus que l'intensité du courant employé dépend de la surface à couvrir. Nous dirons cependant pour donner une indication que, d'après M. Fontaine et pour le cuivre il ne faut pas dépasser un courant de 100 ampères par mètre carré.

Il est utile de signaler que les métaux déposés par voie électrolytique peuvent posséder des propriétés physiques qu'ils n'ont pas lorsqu'ils sont obtenus par un autre moyen. Ils sont généralement plus denses. Nous avons déjà dit plus haut ; qu'en déposant par électrolyse une couche de métal sur la cuvette d'un thermomètre rendu conducteur par la plombagine, la compression qui en résultait pouvait être assez énergique pour faire monter le mercure dans la tige. On conçoit que les diverses couches déposées sur une électrode quelconque se comprimant les unes les autres, la densité du métal ainsi obtenue est plus considérable qu'à l'état normal. Wurtz a trouvé, en effet, pour la densité du cuivre galvanique des valeurs comprises entre 8,905 et 8,910, tandis que celle du cuivre fondu ne dépassait pas 8,780. De plus, M. Bouilet a fait voir que le cuivre fondu laissait suinter l'eau sous la pression de 12 atmosphères, tandis qu'il n'a pu arriver au même résultat avec le cuivre galvanique que sous la pression de 20 atmosphères.

Electro-métallurgie.

On a appliqué l'électrolyse à l'extration d'un certain nombre de métaux. Le zinc dont le minerai est la blende ou la calamine a été obtenu de cette façon. On grille la blende à l'air et on la transforme ainsi en sulfate de zinc : le même sel s'obtient en faisant agir l'acide sulfurique sur la calamine. On met le sulfate de zinc en solution et on l'électrolyse en se servant comme cathode d'une lame de plomb qui reste inattaquée et comme anode d'une lame de zinc. On obtient ainsi le zinc assez pur, car l'argent et le plomb qui l'accompagnent dans ses minerais sont éliminés lors de la première phase de l'opération et ne se trouvent pas dans le bain. Le fer passe à l'état de sesquioxyde et tombe au fond.

On peut opérer aussi sur les mattes cuivreuses for-
mées principalement de sulfures de cuivre et de fer,
mais qui contiennent aussi du cuivre métallique. Ces
mattes, qui sont bonnes conductrices, sont employées
comme anode dans un bain de sulfate de cuivre : ce
sulfate de cuivre est lui-même obtenu par le grillage à
l'air de pyrites et de mattes riches et l'action subsé-
quente de l'acide sulfurique étendu. Cette méthode
donne lieu à des produits secondaires ayant une assez
grande valeur et qui sont principalement le soufre et le
sulfate de fer.

Dans l'extraction de l'or et de l'argent on sait que l'on
emploie du mercure pour amalgamer ces métaux et les
réunir. Cette amalgamation se fait parfois difficilement
à cause des matières étrangères qui ternissent la surface
du mercure. On a eu l'idée de faire passer un courant
en plongeant l'électrode négative dans le mercure et
l'électrode positive dans le liquide qui surnage et l'amal-
gation se fait très facilement. Cela tient probablement à
la production d'hydrogène qui entretient la surface du
mercure parfaitement propre.

Enfin nous citerons un procédé d'extraction de l'aluminium et du magnésium intéressant. En fondant par
la chaleur la carnallite, chlorure double de magnésium
et de potassium, et faisant agir un courant électrique
sur le liquide ainsi obtenu et opérant dans un courant
de gaz inerte, on obtient le magnésium métallique au
pôle négatif. On a pu par la même méthode extraire
l'aluminium de son chlorure.

Ces procédés ne sont pas encore entrés dans la pratique.

Dosage électrolytique.

On emploie aujourd'hui d'une façon assez courante la méthode électrolytique pour le dosage des minerais de cuivre. En principe la méthode est des plus simples : elle consiste essentiellement à dissoudre un poids donné de minerai dans l'acide azotique, à soumettre le liquide qui en résulte à l'action du courant et à peser le poids de cuivre qui se dépose au pôle négatif. Dans la pratique, le minerai de cuivre contenant du fer, de l'arsenic, de l'antimoine, du plomb et quelques autres impuretés, il se présente certaines difficultés. Voici la méthode qui a été indiquée par M. Chaperon.

On dissout un poids donné de minerai dans l'acide azotique et on précipite par l'ammoniaque ; dans la liqueur que l'on obtient, on dose le cuivre en en soumettant une partie à l'électrolyse.

Affinage des métaux.

L'affinage des métaux a pour but la séparation de métaux différents ou la purification d'un métal.

On emploie cette méthode pour la purification du cuivre rosette contenant encore deux à trois pour cent de matières étrangères : il suffit de le placer à l'anode dans un bain de sulfate de cuivre pour obtenir sur une lame de cuivre servant de cathode un dépôt de cuivre métallique. Jusqu'ici ce procédé ne paraît pas économique, et s'il est employé, c'est que le cuivre ainsi obtenu jouit de propriétés physiques particulières. Il a, entre autres, une très grande conductibilité et se laisse facilement travailler sans recuit.

On s'est aussi servi de l'électrolyse lors de la refonte des monnaies de billon en Allemagne. En les traitant par l'acide sulfurique, on a dissous le cuivre et l'argent qu'elles contenaient, laissant l'or et le platine. Le mélange d'or et de platine qui résultait de cette opération fut employé comme anode dans un bain de cyanure double d'or et de potassium. La cathode était une lame d'or. L'or de l'anode s'est porté sur la cathode, laissant le platine pur. On a de même pu séparer le cuivre de l'argent.

L'or ainsi obtenu était au titre de $\frac{1000}{1000}$ c'est-à-dire parfaitement pur, l'argent au titre de $\frac{999,7}{1000}$.

On peut aussi affiner le plomb en le plaçant à l'anode dans une dissolution de sulfate de plomb dans l'acétate de plomb. Le métal obtenu à la cathode est du plomb contenant, paraît-il, encore un peu de bismuth, et il reste à la cathode de l'or, de l'argent, de l'antimoine.

Blanchiment électrique

Lorsque l'on électrolyse une solution de chlorure de magnésium, on a au pôle positif dégagement de chlore et au pôle négatif dépôt de magnésie. M. Hermite a fait voir que ces actions sont considérablement modifiées lorsque l'on place dans la cuve une substance comme le sulfate d'indigo : le chlorure de magnésium commence par être décomposé, mais par une série de réactions, que nous croyons inutile de rapporter ici, il est régénéré après que, par suite de ces diverses réactions, les éléments de sa décomposition ont servi à transporter l'oxygène de l'eau sur la matière placée dans le bain. Il a appliqué cette méthode au blanchiment ; elle offre l'avantage sur celles employées autrefois de ne couteo que l'énergie dépensée pour la production du courant et de n'user aucun produite chimique. M. Ledeboer a fait voir que l'action produite par un ampère-heure est équivalente à celle d'une quantité d'hypochlorite de chaux capable de dégager un volume de chlore variable de 1 litre 50 à 2 litres 75 : il employait une force électromotrice de 3 volts. D'après M. Hermite, la force contre-électro-motrice serait de 2 volts, 13.

Rectification des alcools.

On extrait aujourd'hui dans l'industrie l'alcool d'un grand nombre de substances ; parmi les produits ainsi obtenus il en est un certain nombre que l'on peut rectifier à l'aide d'appareils et de réactifs particuliers et auxquels on peut ainsi faire perdre la mauvaise odeur qui accompagne toujours les produits bruts, mais d'autres sont très difficiles à purifier. MM. Naudin et Schneider ont eu l'idée d'essayer sur eux l'effet de l'électrolyse et sont arrivés à des résultats fort satisfaisants. Sans entrer dans le détail du procédé, nous dirons qu'ils font passer les alcools mauvais goût dans des cuves où l'on a disposé des plaques de zinc, lesquels ont été mises préalablement au contact de sulfate de cuivre et se sont par conséquent recouvertes d'un dépôt granuleux de cuivre. Ces lames de zinc au contact des alcools forment avec le dépôt de cuivre de petites piles locales d'où l'on voit se dégager de l'hydrogène ; après un certain temps les alcools sont retirés et envoyés aux appareils à distillation, d'où ils sortent sans odeur. Il est fort probable que dans ces cas, le mauvais goût était dû à des aldéhydes qui, au contact de l'hydrogène naissant, ont redonné des alcools. Il arrive cependant fréquemment que cette opération ne suffit pas et qu'il faut soumettre ces alcools à l'action de l'oxygène naissant ; on l'obtient en les additionnant d'acide chlorhydrique; y plongeant des électrodes en cuivre et faisant passer un courant électrique, l'oxygène qui se dégage au pôle positif agit alors. Ces procédés réussissent fort bien et sont employés aujourd'hui à l'usine de M. G. Boulet, à Rouen, mais l'explication exacte des faits est encore loin d'être donnée.

Fabrication des matières colorantes.

Nous avons vu dans un chapitre précédent que l'action du courant sur les composés organiques était encore mal connue et en général assez complexe. M. Goppelsroeder a cherché à appliquer l'électrolyse dans l'industrie de la teinture. Il a remarqué que dans l'électrolyse d'anilines composées, on obtenait aux électrodes des matières colorantes, et a eu l'idée de produire cette action sur les tissus eux-mêmes imbibés de l'électrolyte. Il y a un certain nombre de manières d'opérer.

Si l'on veut, par exemple, teindre uniformément une étoffe, on commence par la rendre conductrice sur une de ses faces, par un dépôt métallique mince, puis on la plonge dans un bain convenable un pôle d'une pile dont l'autre pôle plonge dans la cuve, vis-à-vis de la pièce à teindre, ce qui ne tarde pas à arriver. On conçoit qu'en serrant une pièce d'étoffe imbibée de l'électrolyte entre une planche de métal uni et une autre munie d'un dessin en saillie, et se servant de

5

ces deux planches comme électrodes, le courant ne passera pas en certains points, et l'on pourra ainsi exécuter des dessins variés ; enfin, plaçant toujours la pièce sur une table conductrice unie formant l'un des pôles et tenant à la main une tige conductrice formant l'autre, on pourra dessiner à la main sur la pièce d'étoffe.

Ce procédé réussit bien surtout pour obtenir le noir d'aniline, on se sert alors, comme électrolyte, d'une solution de chlorhydrate de méthylaniline additionnée d'un peu d'acide sulfurique.

On peut aussi, certaines étoffes étant teintes uniformément en couleur, enlever par place cette couleur de manière à faire des blancs. Pour cela, on la trempe dans une dissolution d'azotate de potasse et de chlorure de sodium, et l'on fait passer le courant aux points où l'on veut des blancs, le chlore et l'acide azotique qui se dégagent au pôle positif rongent la couleur, et en lavant on obtient des blancs. Le rouge turc et le bleu indigo se prêtent particulièrement à cette méthode.

Enfin, on s'est servi de l'électrolyse pour préparer l'indigo blanc soluble, il suffit, pour cela, de mettre l'indigo bleu, finement pulvérisé, dans une solution concentrée de potasse et de faire passer le courant, l'hydrogène qui se dégage réduit l'indigo bleu, on opère alors comme d'ordinaire, en plongeant les étoffes dans la solution d'indigo blanc et exposant à l'air.

Dans toutes ces opérations, pour éviter le mélange des produits du pôle négatif et du pôle positif quand on agit dans une cuve, on sépare les deux pôles par une paroi poreuse, ce qui se fait simplement en mettant un vase poreux dans dans le premier vase les remplissant tous deux de l'électrolyte et plongeant une électrode dans l'intérieur du vase poreux, l'autre à l'extérieur.

On voit toutes les ressources que l'industrie peut tirer de l'électrolyse ; nous n'avons pas la pensée d'en avoir cité toutes les applications, mais nous croyons en avoir donné suffisamment d'exemples pour que l'on puisse se faire une idée générale de la question. Dans chaque cas particulier, connaissant les principes de l'électro-lyse, il sera facile de se rendre compte des procédés employés.

CHAPITRE IV.

Nous abordons maintenant une partie fort importante de notre travail, les applications médicales de l'électrolyse. Il y a dans cette partie bien des points encore obscurs et contestés; cependant dans certaines affections, l'électrolyse a été un moyen thérapeutique efficace et a rendu de réels services. Nous allons donc exposer avec soin cette partie très utile au médecin.

L'électrolyse agit sur les liquides et les tissus de l'organisme comme nous l'avons vue agir d'une façon générale. Seulement ici nous avons à examiner son action sur des composés complexes. Cette étude n'a pas encore été faite et on en est encore réduit à des suppositions et à des hypothèses qui se peuvent déduire des expériences des divers observateurs. On ne sait pas comment varient ces combinaisons ou ces décompositions sous l'influence des variations de la quantité d'électricité qui circule dans les conducteurs, et ce n'est que d'après les expériences de Brugnatelli et Brandes, Prévost, Dumas, Ev. Homes et Moson, Pravaz, de Lyon, etc., que l'on peut se rendre compte de ce qui se passe dans l'électrolyse des tissus.

Les liquides et les tissus de l'organisme contiennent

avec des sels une grande proportion de matières albuminoïdes qui peuvent se coaguler sous l'influence de la
chaleur ou sous celle des acides ou à la fois sous l'influence de ces deux agents. On conçoit aisément que
l'électrolyse de ces divers tissus se ramène naturellement à l'électrolyse des tissus qu'ils contiennent.

Dans l'électrolyse des sels le métal ou l'hydrogène se
porte au pôle négatif et le radical qui l'accompagne au
pôle positif et des actions secondaires peuvent se produire aux deux pôles.

L'électrolyse des matières albuminoïdes est moins
bien connue. C'est principalement sur de l'albumine de
l'œuf que les expériences ont été faites. Nous avons
essayé avec notre ami, M. Weïss, d'étudier soigneusement ce qui se produit dans ce cas et voici les résultats
que nous avons obtenus :

Nous avons placé dans un vase en verre une petite
quantité d'albumine de l'œuf très fraîche et nous avons
fait passer un courant continu produit par deux éléments au bichromate de potasse : le courant avait une
intensité de trois milliampères. Les électrodes étaient
des lames de platine. La coagulation se faisait très lentement au pôle positif, la réaction à ce pôle était acide
et il y avait un très léger dégagement de gaz. On sui-
vait très bien la coagulation qui s'étendait lentement
et régulièrement autour de ce pôle partout où l'on constatait la réaction acide. Autour de l'électrode négative la réaction était alcaline et il y avait un dégagement de gaz assez considérable ; mais cette masse
gazeuse restait emprisonnée autour du pôle négatif à
cause de la viscosité de l'albumine.

Nous avons refait la même expérience avec un courant beaucoup plus intense fourni par une machine

Gramme, les résultats ont été identiques, mais plus énergiques et plus rapidement obtenus.

Enfin, nous plaçant dans les mêmes conditions, nous avons seulement ajouté à l'albumine de petites quantités de chlorure de sodium : alors, toutes choses égales d'ailleurs, les effets obtenus ont été encore les mêmes, mais beaucoup plus rapides. La réaction autour du pôle positif était très fortement acide et autour du pôle négatif, elle était très fortement alcaline. On voyait alors autour de l'électrode positive la coagulation de l'albumine qui se présentait sous la forme d'une couche blanchâtre. On peut constater que la coagulation de l'albumine croît avec la quantité de sel qu'elle contient : il est fort probable que l'albumine parfaitement pure ne se coagulerait pas sous l'influence du courant. Ce serait là une expérience intéressante. Malheureusement nous n'avons pu la faire, n'ayant pas d'albumine pure à notre disposition. On sait en effet les difficultés que l'on à la préparer.

Les auteurs qui ont fait des expériences analogues ont signalé autour de l'électrode négative des bases telles que potasse, soude, chaux, magnésie, et autour de l'électrode positive des acides chlorhydrique, sulfurique, phosphorique.

Si les électrodes ne sont pas en platine mais en métal oxydable tel que l'acier, il se produit des actions secondaires à l'électrode positive : on aperçoit en effet dans ce cas un précipité jaunâtre dans lequel l'analyse décèle une certaine quantité de fer. Cela tient à ce que les acides attaquent cette électrode pour donner lieu à des sels de fer ; l'acide chlorhydrique notamment donne du chlorure de fer, d'où la teinte jaunâtre. Or ces sels de fer jouissent de propriétés coagulantes énergiques, ils ne peuvent donc qu'aider la formation du coagulum.

La propriété coagulante de l'albumine était établie lorsque Pravaz (de Lyon) montra, le 8 janvier 1831, la façon rapide avec laquelle le sang se coagule sous l'influence du courant. Cette électrolyse du sang ne diffère pas de celle de l'albumine. A l'électrode positive il se forme un caillot rougeâtre et volumineux, tandis qu'il y a dégagement d'hydrogène à l'électrode négative. Clavel, en 1837, et Pétrequin, en 1845, firent de nouvelles expériences et montrèrent que sur le vivant le caillot à l'électrode positive est un peu moins rouge.

Nous aurons à revenir sur ces caillots en parlant des anévrysmes : mais voyons d'abord comment on a expliqué cette coagulation du sang.

Plusieurs explications ont été proposées.

Pour les uns il faut en rechercher la cause dans la chaleur dégagée par le passage du courant. Pour d'autres, parmi lesquels Broca et Constantin Paul, la coagulation est la conséquence d'une inflammation des tuniques artérielles, inflammation produite par le passage du courant et qui se manifesterait au contact des tuniques artérielles et de l'électrode positive. Pour d'autres enfin il n'y a là qu'un phénomène chimique d'électrolyse.

La première explication n'est pas admissible car cette coagulation a lieu sous l'influence de faibles courants incapables de provoquer une élévation de température notable. Onimus et Legros n'ont pas pu d'ailleurs constater dans le cas du corps humain une élévation de température en employant des thermomètres très sensibles.

Quant à l'explication de Broca elle est difficile à admettre. On se demande, en effet, pourquoi on ne trouverait pas alors un pareil caillot à l'électrode négative ou des inflammations artérielles ont lieu comme au pôle positif. On a cité quelques cas fort rares dans lesquels la coagulation ne se serait montrée que plusieurs heures après le passage du courant, et alors on serait obligé pour expliquer la formation du caillot d'admettre l'interprétation de Broca. Mais ces faits sont trop rares pour qu'il soit possible d'en déduire une pareille conséquence et sans doute ils n'ont pas été observés assez soigneusement. D'ailleurs comme on emploie à présent des aiguilles enduites d'une couche isolante là où elles sont en contact avec les tissus afin de faire disparaître à peu près complètement cette inflammation, cette explication ne peut plus être soutenue.

Il est au contraire infiniment probable que c'est à l'action chimique qu'il faut s'adresser pour rendre compte de la coagulation et notre expérience que nous avons précédemment citée nous permet de l'expliquer rationnellement. En effet, sous l'influence de l'électrolyse nous avons vu l'électrode positive présenter une réaction acide : c'est sous l'influence des acides qui prennent naissance que l'albumine se coagule. Ce fait était très net et très facile à suivre : l'acide qui se formait se diffusait lentement autour de l'électrode positive et on voyait la formation du coagulum s'étendant de proche en proche au fur et à mesure que la réaction acide envahissait une couche nouvelle. Cette explication est toute naturelle, elle est l'interprétation des faits constatés : c'est donc celle que nous accepterons.

Le courant électrique produit aussi des effets chimiques lorsque les électrodes sont appliquées sur la peau et cette action peut être très forte si le courant a une certaine intensité. Dans ces conditions l'électrolyse agit

comme les caustiques, mais d'une façon différente suivant qu'on considère les effets produits par le pôle positif ou par le pôle négatif. On appelle quelquefois l'é-
lectrode ou pôle acide l'électrode positive et l'électrode
ou pôle basique l'électrode négative. On désigne d'autres fois aussi, sous le nom de cautérisation négative et
d'eschare négative, la cautérisation et l'eschare produite par l'électrode négative, et sous celui de cautérisation et d'eschare positive la cautérisation et l'eschare
du pôle positif. M. le Dr Boudet de Pâris, pense qu'il y
a là non pas une action chimique, mais une action
thermique. Nous ne sommes pas de cet avis, mais nous
nous rattachons à l'opinion de M. le professeur Gariel
qui y voit une action chimique. Il se passe ici, en effet,
ce qui se produit dans l'électrolyse en général, le métal
se portant au pôle négatif et le radical acide au pôle
positif; mais ces éléments au contact de l'eau produisent des actions secondaires donnant des bases alcalines d'une part et des acides de l'autre ; nous pensons
que ce sont ces substances qui, agissant chimiquement,
produisent les effets que nous venons de signaler (1).

Si le courant est d'une faible intensité et les électrodes de grandes dimensions on n'observe qu'une simple rubéfaction qui peut aller jusqu'à la vésication. Mais
si au contraire le courant est plus énergique ou s'il agit
longtemps, on a alors de véritables eschares : celles
produites au pôle négatif sont molles, analogues à celles
qu'auraient engendrées les alcalis; celles qu'on observe
au pôle positif sont dures et résistantes, rétractiles,
comme celles des acides, ce qui est difficile à expliquer
d'après les idées de M. Boudet de Pâris. Enfin au pôle po-

____

(1) Gariel. Traité d'électricité, t. II, p. 521.

sitif on observe également la coagulation de l'albumine ce qui est dû à la présence des acides.

Ces indications générales étant posées, nous allons à présent examiner en détails les applications thérapeutiques de l'électrolyse. Nous passerons en revue les maladies dans lesquelles ce mode de traitement a été employé commençant par les applications les plus usuelles.

TRAITEMENT DES ANÉVRYSMES PAR L'ÉLECTROLYSE.

L'électrolyse a été utilisée dans le traitement des anévrysmes et c'est une méthode qui rend de réels services dans le traitement de cette affection devant laquelle la médecine était la plupart du temps impuissante. Si elle n'a pas donné de guérisons complètes, elle a du moins presque toujours amendé les symptômes les plus graves, arrêté pendant un temps plus ou moins long la marche de la maladie et retardé la mort.

La question du traitement des anévrysmes par l'électrolyse avait été posée en 1837 par Clavel dans sa thèse inaugurale : il avait démontré que la fémorale d'un chien est oblitérée après une seule minute d'électro-puncture, et se basant sur cette expérience, il avait proposé de traiter les anévrysmes par l'électrolyse ; mais cette conclusion fut vivement attaquée et elle était encore discutée quand Pétrequin, en 1845, eut la hardiesse d'employer ce mode de traitement pour un anévrysme traumatique de l'artère temporale. Son opération réussit. Alors le professeur Ciniselli de Crémone, encouragé par le succès du chirurgien français et s'appuyant sur

les travaux de la Commission médicale italienne instituée en 1840 pour étudier sur les animaux l'action coagulante des courants électriques, reprit de nouveau cette
étude et employa l'électrolyse dans plusieurs cas d'anévrysme ; mais il n'eut pendant longtemps que des insuccès qui discréditèrent cette méthode. Aussi en 1866
M. le professeur Le Fort, dans un travail sur les anévrysmes, condamnait ce mode de traitement, « jusqu'à ce
qu'on ait pu trouver le moyen de se mettre à l'abri de
la mortification de la peau et des parois du sac, tout
en employant des aiguilles fines et un courant un peu
énergique. »

Cependant Ciniselli ne s'était pas découragé, et en
1869 il put publier quelques cas d'anévrysme de l'aorte
dans lesquels il avait obtenu par ce traitement de bons
résultats. La difficulté pour le médecin italien était
principalement d'éviter les complications graves telles
que hémorrhagies, eschares, phlegmons, complications
qui peuvent être la conséquence du traitement.

C'est à partir de 1870 que les médecins, encouragés
par les derniers résultats de Ciniselli, essayèrent cette
méthode. En Angleterre, Allfort Abbutt, Froser, Bastian, Charlton, Duncan, Brown l'employèrent ; en
Allemagne, c'était Franz Fischer, et en Amérique
H. Bowditch. C'est M. le Dr Dujardin-Beaumetz qui, en
1877, employa le premier en France, après Pétrequin,
l'électrolyse sur un malade de son service à l'hôpital St-
Antoine. Cet exemple a été fréquemment suivi depuis
cette époque, et actuellement la science compte de
nombreux cas de ce mode de traitement.

Le traitement par l'électrolyse est basé sur le fait de
la coagulation des matières albuminoïdes. Les expériences que nous avons citées plus haut le démontrent

amplement. Le sang des vaisseaux se comporte de la même façon sous l'influence de l'électrolyse, c'est-à-dire qu'il se coagule au pôle positif. Clavel et Gérard, de Lyon, l'avaient constaté, et les savants italiens Strambio, Guaglino, Tizzoni et Ristelli étaient arrivés aux mêmes conclusions. Le pôle négatif, au contraire, ne jouit d'aucune propriété coagulante ou du moins ne donne lieu qu'à la formation d'un caillot mou, friable et se détachant facilement.

Ces expériences sur la coagulation du sang ont été reprises notamment par M. Laurent Robin et par M. le Dr J. Teissier.

Dans sa thèse d'agrégation, page 156, M. J. Teissier indique l'expérience suivante fort concluante : Dans un tube en U placé dans une enveloppe isolante et entouré d'un mélange de glace et de sel marin, on fait arriver un courant sanguin provenant directement de la fémorale d'un chien. Ce tube fait voltamètre et renferme, dans chaque branche, une éprouvette qui coiffe un fil de platine représentant l'électrode.

Or il est facile de se convaincre qu'après le passage du courant électrique il n'y a pas la moindre trace de coagulation au niveau du pôle négatif, tandis qu'il existe sur le fil représentant le pôle positif un coagulum noirâtre, qu'un lavage à grande eau ne suffit pas pour détacher. Cette expérience peut être rejeté indéfiniment, elle réussit toujours ; elle est confirmée par les vivisections.

Toutes les discussions qui ont été soulevées à propos de l'action des électrodes étaient provoquées par le manuel opératoire proposé par Ciniselli et que nous décrirons un peu plus loin. Il utilise, en effet, les deux électrodes qui sont l'une et l'autre introduites dans la tumeur anévrysmale, et c'est contre cette façon de procéder que s'est élevé le Dr J. Teissier. Reprenant ses recherches sur ce traitement (1) à cause des objections qui avaient été faites à sa façon de voir par MM. Bacchi et Bochefontaine, il a, dans ce nouveau travail, établi les trois propositions suivantes :

1° La coagulation ne se fait qu'au pôle positif; donc l'introduction du pôle négatif dans l'anévrysme est une opération qui n'est pas nécessaire;

2° L'action du pôle négatif non seulement n'est pas nécessaire, mais elle est dangereuse;

3° Enfin la monopuncture positive est suffisante pour atteindre le but qu'on se propose.

Nous voulons insister particulièrement sur l'action dangereuse du pôle négatif. On constate, en effet, quand on place l'électrode négative dans la tumeur, le pôle positif étant appliqué sur la peau, on constate, disons-nous, qu'il n'y a pas de production de caillot ou du moins il n'y a que formation d'un coagulum mou se détachant facilement sous le choc du courant sanguin. Il y a en même temps dégagement d'hydrogène, et s'il reste quelques débris du caillot autour de l'artère, il y a après quelques jours des phénomènes inflammatoires pouvant se terminer par la gangrène. D'autre part, quand on retire l'aiguille qui a servi d'électrode, il y a toujours écoulement du liquide sanguin et parfois hémorrhagie abondante. En outre, l'eschare est assez étendue. Ajoutons que la douleur est très vive et que

---

(1) Nouvelles recherches sur le traitement des anévrysmes de l'aorte par la galvanopuncture (monopuncture positive) par M. le Dr J. Teissier, professeur agrégé à la Faculté de Lyon. Bull. gén. de thérap., 1880, p. 385.

quand le courant passe, l'animal en expérience pousse des cris violents. On a même noté des accidents cérébraux.

M. le Dr Teissier a démontré expérimentalement ces faits et nous ne pouvons ici entrer dans les détails de ses expériences. Aussi nous renvoyons le lecteur à ce travail.

Manuel opératoire.

C'est Ciniselli qui est le créateur de la première méthode d'électrolyse dans le traitement des anévrysmes, car Pétrequin ne s'était occupé que d'un anévrysme traumatique. Ciniselli enfonçait des aiguilles d'acier dans la tumeur en nombre plus ou moins considérable suivant le volume de l'anévrysme : il en employait en général une pour deux ou trois centimètres carrés. Cela fait, il mettait l'une des aiguilles en communication avec le pôle positif pendant que le pôle négatif était en contact avec un des points de la peau. Après cinq minutes, cette même aiguille était en contact avec le pôle négatif, tandis que la suivante était reliée au pôle positif et ainsi de suite, c'est-à-dire que chaque aiguille était successivement en contact d'abord avec le pôle positif et ensuite avec le pôle négatif. Chaque application ne durait pas plus de cinq minutes, et il ne mettait le pôle négatif que deux fois en communication avec chaque aiguille.

Ciniselli employait une pile à courant constant fort complexe qui donnait naissance à un courant décomposant de l'eau acidulée avec $\frac{1}{30}$ en poids d'acide sulfurique du commerce en donnant deux centimètres cubes de gaz en cinq minutes. Les aiguilles avaient un diamètre maximum de un millimètre et étaient recouvertes d'un enduit isolant, sauf aux extrémités.

Le but de Ciniselli, en opérant ainsi, était de prévenir les hémorrhagies qui se déclarent quand on retire l'aiguille qui sert d'électrode négative si elle est restée toujours au même point. D'autre part, il se proposait d'avoir en un même point des réactions acides succédant à des réactions alcalines, les bases neutralisant alors les acides, ce qui empêcherait la formation des eschares.

Dans 36 cas d'anévrysmes de l'aorte ainsi traités Ciniselli avait obtenu dans 27 cas, sinon des guérisons complètes. du moins des améliorations qui se prolongèrent pendant plusieurs mois.

Mais malgré cette statistique cette méthode fut violemment attaquée et Anderson, en 1873, déclarait que l'électrode positive seule devait être introduite dans la tumeur anévrysmale à cause des dangers qui pouvaient résulter de l'introduction de l'électrode négative ; on redoutait aussi la production des gaz par l'électrode négative, ce qui pouvait donner lieu à des embolies gazeuses. Nous devons dire cependant que ce n'est là qu'un reproche théorique car, grâce aux précautions prises, c'est-à-dire au peu de temps pendant lequel on fait passer le courant et grâce à sa faible intensité, on n'a pas signalé de cas où ces embolies aient eu lieu.

Ces reproches étaient fondés, et si nous nous reportons aux expériences de M. le Dr Teissier qui furent faites plus tard et qui signalèrent encore d'autres dangers, on voit qu'on eut raison de chercher une autre façon d'opérer.

Les chirurgiens anglais et français ont modifié le procédé de Ciniselli et ils n'introduisent plus dans la tumeur anévrysmale que l'aiguille positive.

En France c'est généralement la méthode proposée par M. le Dr Dujardin-Beaumetz que l'on emploie, et nous allons en indiquer rapidement le manuel opératoire tel qu'il l'a décrit en 1880 dans le *Bulletin général de thérapeutique* (1). Il emploie la pile de Gaiffe au chlorure de zinc se composant de 26 éléments : elle est munie d'un collecteur. Il se sert d'aiguilles sans tête présentant un diamètre variant de 5 à 7 dixièmes de millimètre. Il a remarqué que lorsqu'on faisait passer un courant pendant dix minutes par une aiguille ayant un diamètre inférieur à 5 dixièmes de millimètre, il y avait à craindre de laisser une portion de cet instrument dans la tumeur au moment de l'extraction. Cependant lorsque dans la première séance la poche est très pulsatile, à paroi peu épaisse, il fait usage d'abord des aiguilles de petit diamètre pour éviter toute crainte d'hémorrhagie et, lorsque par des séances successives on est arrivé à constituer des caillots plus ou moins épais, il utilise alors des aiguilles d'un diamètre plus volumineux.

Ces aiguilles sont en fer doux et recouvertes d'un enduit isolant et protecteur, sauf à leurs deux extrémités, celle qui doit plonger dans la tumeur et celle qui doit rester au dehors. En ce dernier point une serre-fine fait communiquer l'aiguille à la pile par un fil fort ténu qui laisse toute liberté d'action d'oscillation à l'aiguille. Pour introduire et retirer l'aiguille il se sert d'instruments spéciaux destinés à protéger l'enduit isolant qui empêche la formation d'eschares.

(1) Bulletin général de thérap., 1880, p. 1.

Ces aiguilles sont destinées à être mises en communication avec le pôle positif, et ce qui distingue complètement cette méthode de celle de Ciniselli, c'est que jamais ces aiguilles ne serviront d'électrode négative.

L'enduit isolant a pour but d'empêcher autant que possible la formation des eschares qui se manifestent lors du passage du courant au niveau des tissus en contact avec les électrodes. Nous croyons qu'il vaudrait mieux employer des aiguilles en platine, car le fer ou l'acier qui constitue l'électrode positive s'oxyde sous l'influence des acides mis en liberté et il se pourrait que l'extrémité de l'aiguille se détachât et fût entraînée par le courant sanguin. Cette pratique est suivie par le Dr Boudet de Pâris, qui n'emploie jamais que des aiguilles en métal inattaquable.

Le pôle négatif est représenté par une très large plaque appliquée sur la cuisse. Cette plaque est percée d'un grand nombre de trous, de telle sorte que l'on peut humidifier avec la plus grande facilité la peau de chamois dont elle est revêtue et diminuer ainsi la sensation cuisante qui se produit toujours à ce pôle.

Le Dr Dujardin-Beaumetz a remplacé le voltamètre indiqué par Ciniselli par un ampèremètre étalonné. C'est là un réel perfectionnement, car le voltamètre ne donnait que la quantité moyenne d'électricité qui circulait dans le conducteur pendant un temps donné, tandis que l'ampèremètre mesure à chaque instant les variations de l'intensité, ce qui permet de surveiller constamment l'action du courant.

Combien faut-il introduire d'aiguilles dans la tumeur et quelle doit être la durée du passage du courant électrique ? Dans les premières applications d'électrolyse M. Dujardin-Beaumetz, suivant en cela la pratique de

Ciniselli, introduisait jusqu'à quatre aiguilles à la fois dans la poche anévrysmale et appliquait à chacune d'elle, le pôle positif pendant une période de dix minutes, divisée en deux applications de cinq minutes. Depuis lors il a adopté la pratique conseillée par le D' J. Teissier décrite sous le nom de monopuncture positive et qui consiste à n'en introduire qu'une.

Le plus souvent les séances d'électropuncture sont peu douloureuses, sauf dans des cas exceptionnels où cette opération réveille des phénomènes angineux. Cependant lorsque les séances sont trop rapprochées, l'electrolyse devient pénible et le malade éprouve des douleurs s'irradiant dans les épaules. Aussi au début, il il n'y a aucun inconvénient à faire des séances tous les huit jours, mais au bout de la seconde ou troisième opération, il survient des symptômes qui obligent le plus souvent à espacer à un plus long intervalle les séances d'électrolyse.

L'inflammation survient quelquefois au bout de deux ou trois séances, et est caractérisée par une rougeur de la peau qui entoure le point de la piqûre, mais elle cède rapidement.

M. le Docteur Dujardin-Beaumetz n'a jamais observé d'accidents graves : il n'a jamais eu d'hémorrhagie, jamais d'accidents emboliques, jamais d'aggravation de la tumeur par le fait de l'opération.

Les caillots qui se forment dans la poche anévrysmale sont adhésifs. Cependant, dans certaines circonstances, on dirait que les caillots ainsi formés se désagrègent, ou du moins laissent passer entre leurs couches feuilletées de nouvelles nappes de sang, de telle sorte qu'au moment ou l'on pouvait espérer une guérison presque complète, on voit, comme chez un malade de

M. le Dr Bucquoy, l'anévrysme prendre tout d'un coup un développement considérable et l'autopsie a dans ce cas révélé la disposition indiquée.

Mais dans les cas ou l'on a pu constater par des autopsies les effets produits par la galvano-puncture, on a trouvé des couches fibrineuses concentriques coagulées et très intimement adhérentes, disposées autour des points par où on avait passé l'électrode positive.

De nombreux médecins français ont employé la méthode électrolytique pour le traitement des anévrysmes et d'une façon générale les résultats obtenus ont été satisfaisants. En 1880, M. le d^r H. Petit publiait déjà le résultat du traitement des anévrysmes de l'aorte dans 114 cas de ce genre. Ces 114 cas ont donné 69 améliorations : 38 malades sont morts sans amélioration notable ; on n'eut aucun résultat dans 3 cas ; dans 4 cas les résultats sont douteux. 39 malades ont survécu moins d'un an quoique très améliorés, et 10 d'un à deux ans ; les autres ont survécu de deux à cinq ans. Chez les malades qui ont été suivis assez longtemps pour qu'on puisse constater leur mort, la rupture du sac anévrysmal a été notée environ quarante fois. C'est la cause de beaucoup la plus fréquente de mort dans ces cas.

Les 114 cas représentent 292 séances qui se répartissent ainsi quant au résultat immédiat : amélioration, 186 ; aggravation, 61 ; statu quo, 14 ; non indiqués exactement, 31. L'amélioration a surtout porté sur le symptôme douleur ; on a constaté aussi la cessation d'angine de poitrine, le retour du sommeil, de l'appétit, etc. Parmi les accidents qui ont caractérisé l'aggravation on a vu : l'augmentation de volume de la tumeur, l'inflammation sur le trajet des aiguilles, le sphacèle circonscrit, des hémorrhagies assez persistantes, etc.

Ces accidents ont été observés surtout lorsqu'on fait communiquer les aiguilles avec le pôle négatif ; au contraire ils ont été très rares lorsque le pôle positif seul a été employé.

Ajoutons que Althaus a proposé d'employer un conducteur divisé à son extrémité en autant de branches qu'il y a d'aiguilles introduites dans la tumeur et permettant ainsi de faire passer le courant positif par toutes ces dernières à la fois.

Nous dirons enfin que l'on a essayé d'introduire les deux aiguilles communiquant aux deux pôles comme dans la méthode de Ciniselli, mais qu'on a employé des courants interrompus. Cette façon d'agir est, croyonsnous, à peu près abandonnée. Elle a les mêmes inconvénients que la méthode de Ciniselli et de plus elle est très douloureuse.

Que peut-on attendre de l'électrolyse ? M. Dujardin-Beaumetz s'exprime ainsi : « Je crois que la guérison définitive, si jamais elle a été observée, sera l'extrême rareté dans les cas d'anévrysme de l'aorte traités par l'électrolyse. Nous ne pouvons, en effet, atteindre la poche que par les points où elle vient se mettre en contact avec la peau soit, ce qui est le plus fréquent, à la partie antérieure du thorax, soit en arrière le long de la colonne vertébrale, comme dans un cas de Proust. Nous ne pouvons donc atteindre l'anévrysme que sur une portion limitée de son étendue, les caillots adhésifs ne viendront doubler que cette partie, laissant les autres points de la tumeur sous l'influence réitérée de l'impulsion sanguine. Il faudrait admettre un anévrysme peu étendu et à petite ouverture pour pouvoir espérer coaguler cette poche entièrement et d'une façon durable. Mais j'ai toujours observé un résultat favorable dans l'application de l'électrolyse, même lorsque la rupture anévrysmatique ou bien les progrès de la maladie n'ont pas été empêchés par l'électrolyse ; cette amélioration a porté surtout sur la diminution de la douleur qui constitue, dans certains cas, l'élément le plus pénible de la maladie, et qui prive le malade de tout repos, dans d'autres cas enfin l'amélioration est plus notable comme cela eut lieu pour une malade de M. Moutard-Martin qui était arrivée à la dernière extrémité et qui ne pouvait respirer à cause de la dyspnée provoquée par l'anévrysme du tronc brachio-céphalique. L'amélioration fut telle que la malade put sortir de l'hôpital et reprendre ses occupations. »

Il n'y a rien à changer à ces conclusions depuis 1880, époque à laquelle elles ont été écrites. De nombreux cas de traitement des anévrysmes par l'électrolyse ont été signalés et nous ne croyons pas qu'ils aient modifié cette façon de voir. Mais ce qu'il est regrettable de ne pas toujours trouver dans les observations c'est l'indication de l'intensité du courant que l'on emploie. On note en général le temps de chaque séance d'électrolyse, mais on néglige trop souvent d'enregistrer d'une façon exacte l'intensité du courant, ce qu'il est indispensable de faire pour que cette méthode donne des résultats toujours précis et comparables entre eux.

Nous ajouterons encore qu'il serait prudent, soit au commencement, soit à la rupture du courant, de ne pas donner immédiatement toute l'intensité qu'on se propose d'atteindre mais d'y arriver progressivement sans secousses trop brusques, ce qui peut se faire facilement, soit en ayant dans le circuit une boîte de résistance dont on fait diminuer peu à peu la résistance, soit plutôt au moyen de piles particulières et très employées maintenant qui permettent d'introduire dans le circuit, chaque fois qu'on le veut, des éléments nouveaux, ce qui augmente la valeur de I en augmentant la valeur de E.

Je dirai encore, pour lutter contre une erreur que l'on trouve dans certains auteurs, que la nature de la pile n'a aucune influence, qu'on prenne l'origine du courant dans une pile hydro-électrique quelle qu'elle soit, dans une pile thermo-électrique ou dans une machine quelconque donnant des courants continus ; il n'y aura pas des effets différents au point de vue électrolitique si la quantité d'électricité qui circule pendant l'unité de temps dans le circuit est la même.

En recherchant dans les diverses observations que nous avons pu nous procurer dans quelle limite doit varier l'intensité, nous pensons qu'il n'est pas prudent de dépasser de 45 à 50 milli-ampères et de n'arriver à cette valeur que progressivement.

Parmi les diverses observations que nous avons eues sous les yeux il y en a une que nous citerons plus spécialement, c'est un cas d'application de l'électro-puncture au traitement d'un exophtalmos pulsatile de l'orbite dû à M. le Dr Georges Martin, de Bordeaux, et publié en 1882. Ce praticien employa la méthode de Ciniselli, telle que nous l'avons décrite. Il se servait d'éléments Leclanché au chlorhydrate d'ammoniaque et au moyen d'un collecteur pouvait intercaler dans le circuit le nombre d'éléments qu'il désirait.

A chaque séance il a noté avec soin, au moyen d'un voltamètre, combien il fallait d'éléments pour que la décomposition de l'eau acidulée avec $\frac{1}{30}$ de son poids d'acide sulfurique de commerce donnât 25 millimètres cubes de gaz en cinq minutes, et il n'a jamais dépassé ce nombre d'éléments, souvent même en raison des douleurs insupportables engendrées par le passage d'un tel courant, il a recouru à une intensité moindre en diminuant le nombre des éléments.

Six séances eurent lieu du 15 octobre 1880 au 25 janvier 1881, l'opération dura successivement 26, 36, 24, 89, 85 et 53 minutes, le courant ne passant pas toujours de la même façon et la séance étant divisée en plusieurs temps.

Le 25 janvier, jour de la dernière séance, la tumeur avait complètement disparu ; mais une autre s'était manifestée en un autre point ; elle fut attaquée de la même façon, et, après cette seule séance, on constata, le 10 février, que tout signe d'anévrysme avait disparu. Quatre mois après la guérison s'était maintenue.

Nous avons cité cette observation parce qu'elle montre qu'on peut obtenir de très bons résultats alors même qu'il s'agit d'une dilatation veineuse. Il est possible, en effet, que les caillots électrolytiques retenus aux parois des petites veines ne soient pas exposés à la migration et alors il n'y aurait pas à craindre des accidents emboliques. C'est du moins ce que pense M. le Dr Martin.

Avant de terminer ce que nous avons à dire sur ce traitement, nous donnerons une nouvelle méthode qui a été proposée dans le courant de cette année par M. Rich. Bramwell et que nous trouvons reproduite dans la Gazette hebdomadaire de Médecine et de Chirurgie du 25 juin 1886. Il s'agissait d'un malade présentant une volumineuse tumeur anévrysmale de la partie concave de l'arc aortique. M. Rich. Bramwell eut alors l'idée de combiner la méthode électrolytique avec une méthode chirurgicale de Baculli, qui consiste à introduire un corps étranger dans la tumeur.

Il se servit d'un fil métallique fin enroulé préalablement sur un cylindre qu'il introduisit à l'aide d'un cylindre terminé en pointe comme une aiguille hypodermique ; le fil détendu, à mesure qu'il pénètre dans l'anévrysme, s'enroule sur lui-même grâce à son élasticité ; une fois le fil introduit il fit passer un courant de dix milli-ampères pendant 70 minutes. Au bout de 12 heures après l'opération, la tumeur commença à durcir, et elle se trouva peu après entièrement consolidée.

La malade mourut une semaine après de la rupture d'une tumeur anévrysmale située à droite du sternum et où le fil n'avait pu pénétrer. A l'autopsie on trouva le sac gauche entièrement consolidé par des caillots, mais le sac droit avait probablement augmenté de volume à la suite et sa rupture causa la mort. Il est certain néanmoins que, dans des cas moins compliqués, cette méthode pourra être couronnée de succès.

TUMEURS ÉRECTILES

On conçoit aisément, après ce qu'on vient de lire sur les anévrysmes, que la méthode électrolytique devait forcément être essayée dans le cas des tumeurs érectiles. Dans ce cas, en effet, on est en présence de tumeurs sanguines dans lesquelles le sang circule et il est naturel d'employer cette méthode pour obtenir la coagulation du sang, et par suite l'oblitération des cavités qui constituent la tumeur. J. Knott en fait le traitement courant des nœvi et on en trouve actuellement de nombreux cas cités dans les recueils chirurgicaux. M. le Dr J. Teissier dans sa thèse d'agrégation rapporte que M. le professeur Monnoyer, de Lyon, a obtenu la guérison de ces tumeurs en employant ce traitement.

Le manuel opératoire diffère peu de celui que nous avons exposé dans le paragraphe précédent. En général les chirurgiens introduisent dans la tumeur plusieurs aiguilles entourées d'une couche isolante, sauf aux extrêmités et mettent ces aiguilles en communication avec le pôle positif. Le résultat obtenu est le même. Il est dangereux de faire pénétrer dans la tumeur le pôle négatif à cause de l'escharc molle qui peut se produire et qui provoquerait des hémorrhagies abondantes. L'intensité du courant est indiquée comme ne devant en général pas dépasser de 45 à 50 milli-ampères, mais si ces tumeurs sont situées sur la face il ne faut jamais arriver à cette valeur. En effet, dans cette région si le courant dépasse 30 à 35 milli-ampères et surtout si l'on donne brusquement toute l'intensité, sans avoir soin d'y arriver progressivement, on observe quelquefois des accidents tels que vertiges, phosphènes et on produit parfois des syncopes graves. Il faut donc opérer avec de grandes précautions. On pourra alors, si le malade supporte bien l'électrolyse, laisser le courant passer pendant un temps plus long, pendant 15 minutes environ ou bien faire plusieurs séances d'électrolyse jusqu'à ce qu'on ait obtenu un résultat satisfaisant.

TUMEURS DIVERSES.

On a employé l'électro-puncture dans bien des cas pour le traitement de tumeurs de diverses natures.

En 1864, Nélaton employa cette méthode pour la destruction de tumeurs profondément situées et adhérentes, difficilement accessibles à la main de l'opérateur.

Il l'employa d'abord pour un polype naso-pharyngien volumineux et très vasculaire donnant lieu à des hémorrhagies au moindre contact. Il était situé profondément dans le larynx et les fosses nasales. Il introduisit des aiguilles fines en platine dans sa masse et opéra par la méthode de Ciniselli; deux séances suffirent pour amener sa destruction. Cette observation ne donne pas de détails précis sur l'intensité du courant.

Mosingel a aussi eu recours, avec succès, à l'électro-puncture dans le traitement des angiomes carcinomateux, et Golding-Bird, en 1857, la préconisait déjà comme moyen curatif des tumeurs ganglionnaires. M. le Dr Apostoli a pu agir avec succès sur des tumeurs fibreuses de l'utérus, employant dans ce cas des courants de 60 milli-ampères.

On a aussi pratiqué cette méthode dans plusieurs autres cas de tumeurs très vasculaires ; mais en somme ce n'est là encore qu'un moyen assez rarement employé par les chirurgiens à cause, sans doute, du manque de données exactes. En effet, nous n'avons pu recueillir que ces renseignements peu précis, c'est que, après avoir enfoncé des aiguilles dans la tumeur, on fait passer un courant pendant un temps variable de 10 à 30 minutes. Le manuel opératoire le plus fréquemment suivi, jusqu'à présent du moins, est celui de Ciniselli. Le sang se coagule dans la tumeur qui, après plusieurs séances, se flétrit et finit par disparaître.

VARICES.

En 1852, Baumgartten et Wurtemberg rapportèrent l'heureuse influence qu'avait eu l'électrolyse dans le traitement des varices. Dominico Mucci employa aussi l'électro-puncture dans deux cas de varices très prononcées de la jambe, et les résultats furent favorables. Nous ne croyons pas cependant que cette méthode ait été adoptée par les chirurgiens, et cela s'explique : il est probable, en effet, malgré les bons résultats que nous venons de citer, qu'elle expose à un grave danger dans le cas où l'on a à opérer sur de grosses veines. Le caillot qui se forme alors peut ne pas être assez adhérent et être entraîné par le courant sanguin pour donner lieu à des embolies et aux terribles accidents qui en sont la conséquence. Il serait nécessaire, pour accepter ici ce traitement, de faire des expériences précises qui renseigneraient exactement sur les conditions favorables à son emploi et sur le mode d'opérer.

On a aussi employé l'électrolyse pour traiter le varicocèle et les hémorrhoïdes.

Dans tous ces cas, si l'on se décidait à se servir de l'électro-puncture, il faut bien se garder d'introduire dans la varice l'électrode négative à cause de l'eschare qui se pourrait produire et de l'hémorrhagie qui l'accompagnerait.

EFFETS DE VÉSICATION

Nous avons signalé précédemment les effets produits au contact de la peau par les électrodes et la différence qu'on observe pour chacune d'elles. Le chirurgien a donc un moyen facile de produire soit une simple rubéfaction avec un courant modéré, soit la vésication.

Pour diminuer l'action chimique superficielle, si l'on ne veut obtenir que des effets modérés il faut augmenter la surface des électrodes ; on peut pour cela em

ployer de larges plaques, ou des feuilles d'amadou im-
bibées d'eau salée, ou bien de la terre glaise rendue
humide par une dissolution d'eau salée ainsi que l'a
proposé M. le Docteur Apostoli,

M. le Docteur Boudet de Pâris, pour obtenir ces
effets de révulsion a proposé de nouvelles dispositions
qui paraissent appelées à rendre de réels services. Jusqu'à présent on employait des plaques ou des tampons
séparés que l'on appliquait en deux points distincts.
Mais de cette disposition résultent les inconvénients
suivants : les tissus interposés entre les deux tampons
sont soumis aux actions des courants ; il peut y avoir
des dérivations dans l'organisme, dérivations qui peuvent être graves dans certains cas, si, par exemple on
agit dans le voisinage des centres nerveux.

L'appareil proposé par le Docteur Boudet de Pâris
et dont il s'est servi avec avantage est constitué
par deux plaques métalliques concentriques isolées
l'une de l'autre : la plaque intérieure est un cercle, la
plaque extérieure est un anneau circulaire. Elles ont à
peu près la même surface et sont montées sur une
plaque d'ébonite qui les isole et les maintient en position. L'appareil porte en son centre une poignée en
bois munie d'une borne métallique qui est en communication avec la plaque intérieure, tandis qu'une seconde borne placée à la périphérie est en communication avec la plaque extérieure. C'est à ces bornes que
l'on fait aboutir les fils émanés des pôles de la pile. On
comprend aisément que, dans ces conditions, l'action
soit localisée à la région même où elle doit se produire
et que les dérivations soient réduites au minimum.

M. Boudet de Pâris, signale que, en variant l'intensité
du courant, on peut sur des téguments humides obte-

nir tous les degrés de révulsion jusqu'à la sinapisation et même la formation de vésicatoires instantanés. Lorsque l'action est ainsi très énergique, il convient de limiter strictement sa durée qui ne doit pas dépasser alors 1 à 2 secondes.

DESTRUCTION DES POILS

Monsieur le Docteur L. Brocq, médecin du bureau central, a fait dernièrement à la Société médicale des hôpitaux une communication fort intéressante sur la destruction des poils par l'électrolyse. Cette méthode est due au Dr Michel, de Saint-Louis (États Unis) qui eut l'idée en 1879 de l'employer pour détruire les poils dans le trichiasis. D'autres médecins, Hardaway, Piffard, Duhring, etc., ne tardèrent pas à publier des faits qui prouvent la réelle efficacité de ce procédé.

Le Docteur Brocq opère de la façon suivante : il se sert d'une pile à courant constant ; au pôle positif est reliée une poignée cylindrique recouverte d'une peau de chamois imbibée d'eau salée que la malade serre vigoureusement dans la main. Au pôle négatif s'adapte l'aiguille avec laquelle on opère. Cette aiguille est soudée à un petit cylindre en métal très facile à manier en le tenant entre le pouce et l'index. Les aiguilles sont en or ou en platines et très fines.

Avec ces aiguilles il est relativement facile de pénétrer le long du poil dans la logette du derme. En opérant avec précautions on peut parfois atteindre une profondeur de 1 et même de 2 millimètres sans que le malade éprouve la moindre sensation douloureuse ; mais si l'instrument se dévie de sa vraie direction, elle ressent au contraire une assez vive douleur. Après avoir introduit ainsi l'aiguille dans le follicule, si l'on continue à l'enfoncer, on éprouve bientôt une légère sensation de résistance ; c'est que l'on est arrivé au bulbe du poil. Avec une pince à épiler, tenue de la main gauche on exerce alors sur le poil une légère traction insuffisante pour l'arracher ; puis on fait passer le courant. A ce moment-là le Dr Brocq fait pénétrer un peu plus profondément l'aiguille de façon à attaquer sûrement le bulbe pileux dans sa totalité. Lorsqu'il est détruit, le poil cède et vient sans que l'on exerce de fortes tractions.

Le Dr Brocq, pour éviter la sensation douloureuse qu'éprouve la malade lorsque l'on donne en une seule fois toute l'intensité du courant, emploie une pile à collecteur, et charge un aide de mettre assez rapidement le collecteur de la pile qui est au zéro, au nombre d'éléments nécessaires pour que l'aiguille de l'ampéremètre qui est intercalé dans le circuit, marque le nombre de milliampères avec lequel on veut agir.

Le Dr Brocq agit avec un courant de 15 à 18 milliampères. Dans ces conditions les petits poils se détachent au bout de 3 à 6 secondes, les gros après 8 à 15, et enfin les plus gros après 15 à 35 secondes.

Quand le poil a cédé très vite à l'action du courant, il n'y a au point opéré qu'une petite tache blanchâtre avec une large aréole érythémateuse périphérique. Dans le cas contraire on voit, au point même où l'aiguille a été enfoncée, une petite tache punctiforme, brunâtre, puis en allant du centre à la périphérie, une petite aréole transparente, d'un blanc brunâtre plus ou moins foncée, d'aspect escharotique, une aréole plus grande, un peu saillante, d'un blanc mat, enfin une large aréole érythémateuse périphérique. Celle-ci s'étale beaucoup, et, quand on a enlevé plusieurs poils, toute la région est d'un rouge vif. Quand l'action du courant a été très énergique, il se forme assez souvent, au point touché dans les quelques secondes qui suivent l'opération, une vésicule contenant un liquide séreux. Tous ces phénomènes tendent à disparaître très vite.

La douleur provoquée par l'opération est vive, mais supportable ; mais dès que l'opération est terminée, elle cesse complètement.

Dans sa communication, le D' Brocq indique qu'il a enlevé à sa malade 1312 poils en 36 séances, c'est-à-dire une moyenne de 36 par séance.

Quand on a détruit une trentaine de poils l'opération devient très douloureuse pour la malade et très pénible pour le médecin qui ne voit plus nettement, ni l'extrémité de son aiguille, ni l'orifice des follicules pileux. Les séances ont duré de trois quarts d'heure à une heure.

Les résultats obtenus sont satisfaisants, et malgré les difficultés opératoires, c'est une méthode qui peut rendre des services, surtout quand on aura à opérer une malade chez laquelle le nombre de poils à enlever ne sera pas trop considérable.

L'action chimique qui se produit est sans doute la suivante : sous l'influence du pôle négatif, il y a production de bases alcalines qui agissent sur le bulbe du poil et le détruisent.

Telles sont les principales applications de l'électrolyse à la médecine et à la chirurgie. On l'a cependant encore employée dans quelques autres affections que nous ne faisons que signaler. On a obtenu de bons résultats dans le traitement de l'hydrocèle, et M. Onimus d'abord, plus tard en 1882 M. Giraud-Teulon ont essayé avec succès l'électrolyse dans des cas d'opacité du corps vitré.

Enfin on a cherché à se servir de l'électrolyse pour l'introduction dans l'organisme de substances médicamenteuses. Le manuel opératoire est très simple. Supposons par exemple que l'on veuille faire absorber de l'iode, on fera plonger les mains dans une solution d'iodure de potassium en communication avec le pôle négatif de la pile, le pôle positif étant placé sur la personne en expérience. On a cru que dans ces conditions l'iode de l'iodure était transporté au pôle positif, mais il est propable au contraire qu'il entre en combinaison sinon immédiatement au contact de la peau, au moins aussitôt qu'il y a pénétré. Les dernières expériences ont fait voir que les substances qui peuvent s'introduire ainsi sont en très petit nombre et que d'ailleurs elles n'y pénètrent qu'en faible quantité. Ce n'est que dans des cas excessivement particuliers, croyons-nous, que ce moyen thérapeutique pourra être utilisé. (Lauret. Thèse de Montpellier, 1885.)

On a pu se convaincre en lisant ce chapitre que ce mode de traitement rendrait de réels services soit dans les cas si graves des anévrysmes, soit dans les autres affections que nous avons signalées. Nous ne saurions trop insister ici sur la nécessité qu'il y a, chaque fois que l'on aura reconrs à ce procédé, à se placer dans des conditions bien nettement déterminées c'est-à-dire à indiquer toujours l'intensité du courant que l'on emploie, le temps pendant lequel il agit et les autres données de l'opération. Ces mesures d'intensité sont à présent faciles à faire grâce à l'usage facile des instruments de mesure électrique: ce n'est qu'en agissant ainsi qu'on pourra comparer les diverses méthodes actuelles,et même y apporter des perfectionnements ; ce n'est que de cette façon qu'on pourra arriver à préciser dans chaque cas particulier le manuel opératoire et éviter les accidents qu'on a vu se produire quelquefois On aura alors une méthode rationnelle et véritablement scientifique, capable de donner, entre des mains expérimentées, des résultats plus satisfaisants qu'on ne peut le supposer dès à présent.

Borel.

BIBLIOGRAPHIE.

La question de l'électrolyse est une de celles qui depuis le commencement du siècle a le plus excité l'ardeur des physiciens, nous ne pouvons songer à énumérer tout ce qui a été écrit à ce sujet, nous nous bornerons pour la question générale à indiquer des ouvrages qui permettront de suivre la marche de la science et d'acquérir toutes les données qu'il peut être utile de posséder, et ce n'est que pour la partie médicale que nous chercherons à être aussi complets que possible. Aussi avons-nous divisé la bibliographie en deux parties, l'une donnant les ouvrages généraux et parmi lesquels nous n'avons pas cru devoir énumérer toutes les revues et journaux qui paraissent et dans lesquels on trouve souvent des renseignements intéressants. La seconde partie comprend des applications à la médecine.

PREMIÈRE PARTIE.

NICHOLSON et CARLISLE. — Décomposition de l'eau. Bibl. Brit., t. XV, p. 11.

CRUISKHANKS. — Décomposition des sels. Bibl. Brit., t. XV, p. 23.

DAVY. — Pouvoir chimique de l'électricité voltaïque. Bibl.

Brit., t. XXXIV, p. 16 et 397 ; t. XXXVI, p. 391 ; t. XXXIX, p. 3 ; t. XLI, p. 33. Annales de ch., t. LXII, p. 172 ; t. LXVIII, p. 203 ; t. LXX, p. 189 et 225.

GAY-LUSSAC et THÉNARD. — Causes qui facilitent les décompositions électro-chimiques. Recherches physico-chimiques, Paris, 1801. Annales de ch., t. **LXXXIX** et **LXXIX**.

HIZINGER et BERZELIUS. — Transport dans les décompositions électro-chimiques. Annales de ch., t. LI, p. 167.

GROTTHUS. — Théorie des décompositions électro-chimiques. Annales de ch., t. LVIII, p. 54.

FARADAY. — Conditions nécessaires pour l'électrolyse, loi électrolytique. Recherches expérimentales sur l'électricité du § 380 au § 852. Trans. phil. (1833 et 1834). Bibl. univ., t. LV, p. 20 et 394 ; t. LVII, p. 305 ; t. LVIII, p. 263.

DANIELL. — Mode de décomposition des solutions salines. Bibl. univ. (nouv. série 1839), t. XXIV, p. 386. Ann. de l'électricité, t. I, p. 694 ; t. IV, p. 259.

BECQUEREL (père). — Décomposition des mélanges. C R. de l'Ac. des Sc., t. X, p. 671.

— Traité d'électricité et de magnétisme, 1834.

O. MARBACH. — Physikalisches Lexikon. Articles galvanismus et galvanoplastik, 1854.

BECQUEREL et E. BECQUEREL. — Traité d'électricité et de magnétisme, 1855.

HITTORFF. — Décomposition des sulfures. Annales de phys. et de chimie (2e série), t. XXXIV, p. 124.

DE LA RIVE. — Traité d'électricité, 1856.

D'ALMEIDA. — Décomposition par la pile des sels dissous dans l'eau, 1856. (Thèse).

GAVARRET. — Traité d'électricité, 1858.

VERDET. — OEuvres, t. II et t. VIII, 1872.

EDLUND. — Théorie des phénomènes électriques, 1873.

PLANTÉ. — Recherches sur l'électricité, 1879.

CLERK MAXWELL. — A Treatise ou electricity and magnetism, 1881.

GARIEL. — Traité pratique d'électricité, 1882.

— Eléments de physique médicale, 1886.

FONTAINE. — L'électrolyse, 1885.

DUHEM. — Le potentiel thermo-dynamique et ses applications, 1886.

J. MOUTIER. — Traité de physique, t. II, 1886.

DEUXIEME PARTIE.

CINISELLI. — Sulla elettropuntura nella cura degli anevrismi. Cremona, 1846. Bulletin de la Société de chirurgie; Paris, 5 septembre 1860. Dell'azione chimica dell' elettrico sopra i tessuti organici viventi, delle sue applicazioni alla terapeutica. Cremona, 1862, résumé in Bulletin de la Société de chirurgie.

MEIGE. — De l'application de la galvano-puncture au traitement des anévrysmes. (Thèse de doctorat, 1851).

REMAK. — Galvanothérapie, 1860.

TRIPIER. — Manuel d'électrothérapie, 1861. D'un procédé de galvanocaustique fondé sur l'action chimique des courants continus. (Comptes-rendus de l'Ac. des sciences, mars 1862).

PHILIPEAUX (de Lyon). — Du traitement des taches de la cornée par le galvanisme (Bulletin de Thérap., 1861).

NÉLATON. — Note sur la destruction des tumeurs par la méthode électrolytique (Comptes rendus de l'Académie des sciences, 1864).

Scoutetten. — De la méthode électrolytique dans ses applications aux opérations chirurgicales (Bulletin de l'Académie de médecine, 11 juillet 1865).

Broca. — Traité des tumeurs, 1866.

Duncan. — On the Treatment of Aneurism by Electrolysis (Edinburgh medical Journal, 1868).

Van Holsbeck. — Compendium d'électricité médicale, **1868**.

Saint-Germain. — Art. Électricité, in Nouveau Dictionnaire de médecine et de chirurgie pratiques, 1870.

Althaus. — A Treatise on medical Electricity theorical and pratical, 1870.

Duchenne (de Boulogne). — De l'électrisation localisée, **1872.**

J. Teissier. — Valeur thérapeutique des courants continus (Thèse d'agrégation, 1878).

— Nouvelles recherches sur le traitement des anévrysmes de l'aorte par la galvano-puncture in Bulletin général de Thérapeutique, 1880).

Dujardin-Baumetz. — Traitement des anévrysmes de l'aorte in Bulletin de Thérapeutique, 1880, id., 1881.

L. Robin. — De l'électro-puncture dans la cure des anévrysmes intra-thoraciques (Thèse de Paris, 1880).

Réné. — Tumeurs érectiles (Gazette des Hôpitaux, 1880).

H. Petit. — Résultat du traitement des anévrysmes de l'aorte par la galvano-puncture. Statistique de 114 cas in Bulletin général de Thérapeutique, 1880.

Giraud-Teulon. — De l'emploi du courant continu dans les opacités du corps vitré, in Bulletin de l'Académie de médecine, 1881.

Bucquoy. — Traitement d'un anévrysme de l'aorte ascendante, in Bulletin de l'Académie de médecine, 1881.

Martin (de Bordeaux). — Traitement par l'électrolyse d'un exophtalmos pulsatile in Électricien, 1881.

BOUDET DE PARIS. — Application de l'électricité au diagnostic et au traitement des maladies, 1882.

APOSTOLI. — Sur l'emploi nouveau en thérapeutique électrique de la terre glaise, in Bulletin de l'Académie de médecine, 1882.

DOUMER. — De l'emploi du courant électrique en chirurgie (Thèse d'agrégation, 1883).

ERB. — Traité d'électrothérapie, 1884.

RICH. BRAMWELL. — Anévrysme thoracique traité par une méthode nouvelle in The Lancet, 1886.

BROCQ. — De la destruction des poils par l'électrolyse in Bulletin de Thérapeutique, 1886.

TABLE DES MATIÈRES

Paris. — Typ. A. PARENT, A. DAVY, succ., imp. de la Faculté de médecine
52, rue Madame et rue Corneille, 3